児童精神科医
崎濱盛三
Morimitsu Sakihama

発達障害からの挑戦状

正しい理解のために今こそ伝えたいこと

WAVE出版

はじめに

今日、発達障害のことを正しく理解してもらうには、たいへんな困難をきわめる。過去の誤った認識や多くの誤解から、発達障害はある意味、世間でひとり歩きしてしまったように思う。腫れ物に触るように扱われたり、ひどいときにはまるで何を考えているかわからない〝宇宙人〟かのように誤解され、遠ざけられることもある。

発達障害というのは、わが国では医学的というより行政上の定義である。広汎性発達障害、学習障害、注意欠如・多動性障害、通常低年齢で発現する脳機能の障害をいうが、このなかでもとりわけ、広汎性発達障害への正しい理解が重要と思われる。

〝世の中〟という茫漠としたものならまだしも、司法や報道といった厳格、公正を求められる場所でも、いまだに広汎性発達障害に対する誤認や曲解が飛び交っている。

発達障害という概念が世に知られるようになってからというもの、精神科の現場も発達障害を無視できないようになってきている。医師の側も大きな変化を迫られているといっていいが、その要請に十分応えることができていないのが現状だ。また医療にとどまらず、教育、福祉、司法など様々な分野でも、大きな変化を迫られている事態なのである。

こういった意味で私は今、この社会が発達障害そのものから挑戦状を叩きつけられている状態なのではないかと、強く感じている。「挑戦状」とは少し荒っぽい言葉かもしれないが、それほどまでに発達障害を取り巻く環境は切迫しており、社会が真剣に取り組まなければならない問題だと思っている。

私は一九九四年に京大病院精神神経科に入局し、二〇〇六年からは京都にある洛和会音羽病院の神経精神科に勤務している。ふだんは総合病院の精神科の医師として働いており、児童や発達障害の診療のみに携わっているわけではないが、発達障害や児童精神科の「専門医」としてことにあたるケースも多い。実は、発達障害や児童精神科には、専門医制度はないのだが、医師からも専門医として相談されることが多いのが現状である。

一九九九年から二〇〇七年まで、滋賀県の大津家庭裁判所の医務室技官に非常勤で勤務していた。二〇〇六年には奈良県で起きた少年事件で鑑定医を務め、翌二〇〇七年には同事件の情報開示をめぐり、私自身が秘密漏示罪に問われた。あしかけ五年も裁判を闘ったが、二〇一二年に最高裁であえなく上告は棄却された。やはり司法の専門家をもってしても、ほとんどの人が発達障害を正しく理解していないことを痛感させられた。本書を記した一番の理由は「広汎性発達障害への正しい理解」ではあるものの、この事件が大きなきっかけとなったことは間違いない。

これまで私は、学会や論文などあらゆる場で「発達障害」について論じてきたが、本書では一般の方々に正しく理解してもらうために可能な限り、詳細な事例、具体的な症例、現実に起こった事件をもとに、「発達障害」を解きほぐす試みを行っている。

第一章では、児童精神科医とはどんな仕事なのかをお伝えしようと思う。私が日々、どのような症状を持つ子どもたちを診ているのか、そして児童精神科の現場で今何が起こっているのかを、ぜひ知っていただきたいからだ。

第二章では「広汎性発達障害」とはいったいどのような障害なのかを、三つの中心症状を柱にしながら詳しく解説している。まずは、この障害自体を正確に把握していただくことで、広汎性発達障害にまつわるすべての物事や事柄の見え方が変わるのではないかと思う。

第三章では、広汎性発達障害の診断を難しくする「うつ病」や「ＡＤ／ＨＤ（注意欠如／多動性障害）」といった併存症の問題を取り上げた。支援や治療のために有効に働く「診断」の重要性にも言及している。

第四章、第五章では広汎性発達障害を持つ彼らにとって、今の社会がいかに「生きにくく」「しんどい」のかを、自殺や虐待をテーマに数多くの事例をもとにして解読した。

第六章ではいくつかの少年事件の事例から発達障害を読み解き、第七章では司法における発達障害の認識不足について追求している。これまでの〝一般的な常識〟とは違う眼で全体像を捉えると、「なぜ事件が起こったのか」が明らかになる。それが、事件を起こした少年たちの更生にも寄与すると考えているからだ。

そして第八章では、診療の現場にあって、日々私が考えていることを正直に記した。最近の調査では、発達障害を持つ方は人口の数％以上といわれている。本人が「生きにくい」と感じる「しんどさ」や、家族や周囲の人が「どうして」と感じる「とまどい」は、社会全体が発達障害を正しく理解することで解消されることが多分にある。

本書はひとえに、その一助でありたいと思う。

最後に、二〇一三年五月より米国精神医学会の診断基準である「ＤＳＭ－Ⅳ－ＴＲ」が「ＤＳＭ－５」と版がかわることで、広汎性発達障害という名称が自閉症スペクトラム障害にかわった。それに伴い、「ＤＳＭ」では、広汎性発達障害の「自閉性障害」「アスペルガー障害」「特定不能の広汎性発達障害」などのカテゴリーもなくなった。

しかし、名称が自閉症スペクトラム障害となっても、障害の本質が大きくかわることはない。障害の本質を理解するためには、「自閉性障害」「アスペルガー障害」「特定不能の広汎性発達障害」を分けて考えることも有用ではないかと考え、本書では「ＤＳＭ－Ⅳ－ＴＲ」の診断基準に従っていることを、先にお断りしておく。

発達障害からの挑戦状　目次

第二章 障害の根本にあるもの

第五章 「しんどさ」の正体について

第六章 事件はなぜ起こったのか

第七章 司法に強く望むこと

第八章 診療の現場で考えてきたこと

発達障害

厳密な医学的定義はなく、わが国では発達障害者支援法の主な支援対象として、広汎性発達障害、学習障害、AD/HD（注意欠如/多動性障害）を指す。

広汎性発達障害と自閉症スペクトラム障害

ともに疾患のグループをさす名称であり、ほぼ同じものと考えてよい。このなかに自閉性障害やアスペルガー障害などが含まれる。なお、自閉性障害は自閉症、小児自閉症とも呼ばれ、アスペルガー障害はアスペルガー症候群とも呼ばれる。

DSM-ⅣとICD-10

DSM-Ⅳは米国精神医学会の診断基準、ICD-10は世界保健機関（WHO）による診断基準である。DSM-Ⅳは二〇一三年に「DSM-5」へと改訂され、自閉性障害、アスペルガー障害などへの分類をなくした。一方で、現行のICD-10では自閉症、アスペルガー症候群、広汎性発達障害（特定不能のもの）などへの区分が用いられている。

特定不能の広汎性発達障害（PDD-NOS）

DSM-Ⅳでは、広汎性発達障害のグループのなかで自閉性障害にもアスペルガー障害にもあてはまらないものを特定不能の広汎性発達障害（PDD-NOS）と分類する。広汎性発達障害のなかで大きな割合を占めるが、障害が目立ちにくく、診断が見すごされやすい。

特別寄稿：鑑定医を秘密漏示罪とした最高裁――現場と司法との絶望的な乖離《かいり》

十一元三《といちもとみ》（京都大学教授、児童青年精神医学）

発端となった少年事件

二〇〇六年、奈良県に住む少年が自宅に放火し、家族が死亡した事件は社会に衝撃を与えた。犯人は有名受験校に通う高校生であり、父親は勤務医で経済的に問題のない家庭であった。非行歴のない優等生が、どうして家族が三人も犠牲になるような事件を起こしたのか。この点がまず大きな関心を呼んだ。

その後、父親が少年に対して尋常でないやり方で勉強を強制し、しばしば暴力行為に及んでいたこと、そして放火を計画した動機は父親の殺害にあったことが明らかになった。一見、これで事件の原因が説明できたかのように思われた。

しかし、たとえ虐待に近い境遇にあったにせよ、エリート街道を歩んできた少年がいきなり殺人を計画するであろうか。

さらに謎が現れた。それは、自宅に放火した当日、父親が不在であることを少年が知っていたことである。すなわち、目的とする相手がいないのを知りつつ放火を実行したわけである。するると、不幸にも犠牲になった母親（継母）に注目が向けられ、犯人の少年が母親と不仲であったかのような報道が現れた。マスコミが得意とする〝悪者さがし〟である。犠牲者の顔に泥を塗る行為であり、差別的偏見の表われでもある。しかし、いずれにせよ非行歴のない少年がいきなり放火を計画する動機とはなり得ない。

ほかにも、この事件には重要部分にいくつも不可解な点があり、少年を保護した家庭裁判所は精神鑑定の実施を決定した。

崎濱医師への鑑定依頼

奈良家庭裁判所が鑑定人として選定したのが洛和会音羽病院（京都市）神経精神科の崎濱盛三医師であった。

崎濱医師は、わが国の児童精神医学発祥の地の一つである京都大学医学部を卒業し、大学病院での研修に続き、舞鶴市民病院にて検査機器に頼らない内科診療で国際的に名を轟かせていたDr. Willisの指導を受けた後、精神科の道を本格的に歩んだ医師である。その後、大津家庭裁判所の医務室技官も務め、少年司法の造詣も深い。

実は、崎濱医師は医学部に入る前に社会人を経験しており、高校で体を張って若者の教育にあたり、若いうちから家族を支えてきた苦労人でもある。そのため、秀才コースを歩んできた医師と違い、多様な生活感情が理解でき、教育に必要な柔軟さと厳しさを持ち合わせるなど、児童精神科医として大切な資質を備えた人物である。

少年事件の鑑定に必要な資質

ご存知のように裁判の鑑定人は、医師以外の職種（臨床心理士など）が務めることもある。しかし、精神障害の関与が疑われる事件では、精神医学の専門家として精神科医が鑑定を行うことが多い。

一方、この事件では放火で三人も死亡しており、改正少年法の下、原則として家庭裁判所から検察官送致（刑事処分が相当と判断された少年を家庭裁判所から検察官へ送り返すこと）され、大人の刑事事件と同じ扱い（地方裁判所での公判）に切り替わって当然の事案である。したがって家庭裁判所での非公開審判にとどまるか、あるいは刑事事件として公判になるのかについても精神鑑定の結果が大きく影響する。

このような状況を考えると、奈良家庭裁判所が人選にあたり必要と考えた鑑定人の資質として、児童精神医学の専門家であることに加え、もうひとつ重要なポイントがあったと推測される。それは「発達障害」に詳しいという資質である。

「発達障害」とは

発達障害は、文部科学省が進める〝特別支援教育〟や〝発達障害者支援法〟により広く知られるようになり、解説書も急増した。

発達障害にはいくつかの種類があるが、司法にとってとりわけ重要なのは「広汎性発達障害」（別名、自閉症スペクトラム障害）である。広汎性発達障害は〝病気〟というより生まれつきの独特な資質特性というほうがふさわしい。

その第一の特徴は、社会性の根幹部分（〝対人相互的反応〟と呼ばれる）が育ちにくいこと、第二の特徴は一度関心をもった物事に強くとらわれる傾向（〝同一性保持〟ともいう）である。そのため非常に独特で、時として不可解にみえる行動を生む。

この障害のマイナス面としては、たとえ知能が高くても、相手の心情をうまく感じ取れず、コミュニケーションが苦手で、〝常識的感覚〟というものがピンと来づらい点が挙げられる。プラスの面については、数理科学、法学、分類学、専門的技能の類に長ける人が多く、研究者や専門家として高い能力を発揮する（ノーベル賞学者にも多いといわれる）。常識に囚われず我が道をゆく〝脱俗性〟も長所といえるかもしれない。

近年の調査では、広汎性発達障害は人口の2〜数％に及ぶとされ、人間というものの理解に欠かせない基礎知識のひとつとなりつつある。

少年の〝心の闇〟

少年事件の中で近年大きく報道された事件を振り返ると、〝まじめな〟、〝普通の〟若者が突然、傷害事件を起こすパターンが目を引く。加害者の中には小学生も含まれ、動機や犯行方法も不自然なものが多い。

たとえば、愛知県の男子高校生（女性殺害事件）は〝人を殺すという経験がしてみたかった〟という一見不思議な供述をしている。母親にタリウムを飲ませ、病弱する様子をネットに掲載していた静岡県の女子高校生は〝毒物の服用でどのようになっていくか確かめたかった〟という趣旨のことを述べている。この女子生徒は被害者である母親にとくに恨みを持っておらず、事件は謎に思われた。

それ以外にも、被害者への加害動機が見出せない事件が連なっている。それらに対し、マスコミは〝親〟、〝学校〟、〝社会〟に原因を求めようとし、〝悪者さがし〟でうまく説明できなくなると、一転して〝少年の心の闇〟とする報道を繰り返した。

「謎」を解く鍵

読者もすでにお気づきのように、奈良で起きた放火事件にはこれら一連の事件と類似した要素がみられる。

実はこれらの事件では精神鑑定が実施されており、被告の少年（少女）に下された診断はいずれも広汎性発達障害である。

誤解のないよう補足すると、本障害は決して、犯罪に親和性があるわけではない。それどころか先述のように社会を牽引するような人も多い。

障害の影響は、苦境に追い詰められた際、一般の少年とは異なる思考過程を辿り、一見不可解な動機で社会常識を超えてしまう点にある。このように少年事件では、生育史や環境などの影響（心理社会的要因）と、発達障害に限らず個人の特質（生物学的要因）のどちらを見落としても理解を誤ることになる。

おそらく奈良家庭裁判所は、広汎性発達障害に詳しいことを鑑定人の要件と考えていたのではないだろうか。

実際、崎濱医師の鑑定に先立ち、京都少年鑑別所技官の精神科医が行った診察で、少年は〝広汎性発達障害でない〟とされていた。

鑑定医が心配した少年の将来

精神鑑定の結果、奈良の放火事件の少年は「広汎性発達障害（特定不能型）」と診断され、父親の暴力的傾向を含め事件の全容がほぼ解明された。

崎濱医師はさらに、事件当日の放火は確定的殺意に基づくものではなかったことを指摘した。そのため、奈良家庭裁判所は検察官送致とせず、家庭裁判所で審判を終えた。三人も亡くなった事件としては例外的である。そのため、刑事裁判を求めて殺人罪で起訴することを考えていた奈良地方検察庁の目論見は完全に崩れた。厳密な崎濱鑑定のお陰で、少年には刑事罰ではなく保護処分（矯正教育施設での更生）が選択されたわけである。

しかし、崎濱医師はその先をみていた。すでにメディアを通じて〝家族を三人も殺害した恐ろしい少年〟というイメージが定着していた。少年院から社会に戻った後、世間は少年にどのような目を向けるであろうか。さらに不幸なことに、保護者や付添人（弁護士）は鑑定が意味することをまったく理解しなかった。そのため、少年が将来helplessな状況に置かれ、再び不適応に陥ることをなんとか回避したいと崎濱医師は考えた。

実際、少年院では非常に安定した生活を送りながら、社会に戻ってから発達障害への配慮やケアを受けられずに大きく混乱し、再非行（再犯）に至るケースは稀ではない。また、社会に衝撃を与えた事件でありながら、同じ過ちを繰り返さないための教訓も得られないまま、これまで同様事件が風化してしまうのが目に見えていた。

崎濱医師がとった行動の意味

「少年を見殺しにできない」と思った崎濱医師は、言論人がこの事件を正しく把握できるよう、供述調書を含む資料を少年事件が専門で元法務教官のジャーナリストに示した（単行本として講談社から出版）。

普段の彼を知る筆者からすると、随分思い切った行動に出たものだという驚きを禁じ得ない。というのも、医療人としての彼は患者情報の守秘に厳格で、むしろ〝堅い〟とさえ言えるからである。しかし、それ以上に彼は「治療者」であり「臨床家」であった。すなわち、少年の治療にとってマイナスと判断するや否や、崎濱医師は即座に行動した。自らの保身を考える普通の医師にはできない芸当である。

奈良地検が彼を強制捜査し、不当な逮捕勾留という事態に至った時ですら、ジャーナリストや出版社を恨む発言が一切なかったことも、彼の信念の揺らぎなさを物語っている。実際、少年の更生と治療について真剣に考えていたのは崎濱医師ただ一人だったのである。

最高裁は崎濱医師の上告棄却にあたり「ヒポクラテスの誓い」を引き合いに出している。そこでは「誓い」が大前提としている治療行為・治療者という文脈から、秘密保持の部分のみ切り離して取り上げられ、医師の倫理性と結びつけて論じられている。精神科医にとってすら、少年司法の現場は外から理解しづらい領域ではあるが、臨床感覚を持つ者であれば、崎濱医師の行動こそ本質的な意味で「ヒポクラテスの誓い」に立脚することがわかるであろう。

（講談社刊『本』二〇一二年四月号より）

児童精神科医が診る少年たち

第一章

心の実態を解明する

私は総合病院の精神科で診療を行っている。年齢を分け隔てなく診ているので、子どもからお年寄りにいたるまで、様々な問題が日々持ち込まれる。

子どもを診る精神科医というのは意外と少ない。精神科のなかでも特殊な領域と考えられているため、児童精神科という別の名称で呼ばれている。ほかの病院の精神科の先生が、子どもの患者を私の外来に紹介されることもあるのだが、私の勤める病院では児童精神科の看板を掲げていないにもかかわらず、紹介状の宛先に児童精神科と書かれることも稀ではない。成人を対象に診る精神科医にとっては、子どもを診るということはそれだけ特殊なことと感じるからだろう。

いったい、児童精神科は何がそんなに特殊なことになるのだろうか。

一般の精神科医の診療は、思春期から高齢者までが中心である。それに対して、児童精神科医は、主に幼児から思春期までだ。

昔は「精神科」と聞くと、鍵のかかった病棟に長い間入院するイメージがあって、ほかの診療科とくらべると敬遠される風潮があった。しかし、最近は不眠やうつなどを訴えて心療内科や精神科を気軽に訪れる人が増えている。患者が子どもの場合も同様で、気になる発達の遅れ、多動、不登校などの悩みを抱えて親子で受診されるようになってきている。

一般の人はおそらく「児童精神科」と聞くと、子どもの心の悩みを扱うのが中心だと思うのではないだろうか。実際、新聞やテレビなどのマスメディアは、不登校をはじめとする学童の問題を〝心の病〟と表現してきた。そして、どうやら子どもの〝心の病〟を治すには、カウンセリングで話をよく聞き、決して無理をさせず、大人が温かく寄り添って子どもの成長を待てばいいと思い込んでいるようだ。

しかし、心の病の実態はそれほど単純ではない。

子どもの心の問題を本当に理解するには、この点をまず間違えないようにする必要がある。

児童精神科医が診る心の病とは、実際にはどのようなものなのか説明していきたい。

心の病の本当の姿

子どもは心身ともに〝環境〟に大きく左右される。

それは事実である。

そのため、親の育て方、教師の接し方、子ども同士の関係が、その子に大きな影響を及ぼし、ときには心の病の原因になることがある。

育った環境やショッキングな出来事などが原因となって症状が現れた場合は、「心理社会的要因による病」と呼ばれる。親からの虐待による心の病は、その最たる例だ。ストレスやつらい体験が原因で、うつや不眠などの症状が現れるのを心因性疾患と呼ぶが、これらも心理社会的要因による心の病の例である。

児童精神科の外来で出会う子どもたちのなかに、この種の問題を抱えている子は少なくない。ところが、実はそれ以外の問題を抱えている子どものほうが、さらに多いのである。では、心理社会的要因以外による心の病とは何か。

心の病といわれるもののなかには、生育歴や環境からのストレスにその原因があるのではなく、遺伝的体質のように本人が生まれつき持っている要因が、原因となっているものもある。それらは「生物学的要因」と呼ばれており、「心理社会的要因」とは、正しく区別することが重要である。

「生物学的要因」についてもっと詳しく説明すると、たとえばフェニルケトン尿症という病気がある。これは、体内でアミノ酸を分解する酵素が生まれつき欠損している（先天性代謝異常）ことが原因の病気なのだが、その結果、知的障害、多動、癇癪などの精神症状を生じることがある。これは「生物学的要因」による心の病である。

自閉性障害やアスペルガー障害などの発達障害も生物学的要因に由来する障害であるが、以前は「母親の愛情不足が原因」「ゲームのやりすぎが原因」といったように、心理社会的要因の病と誤解され、偏見に苦しんだ家族も多かった。

一般に、ＣＴやＭＲＩのような脳画像や、脳波などにはっきり異常が見つかった場合、その症状は「生物学的要因」によると考えていいだろう。

一方、有名な統合失調症や双極性障害（躁うつ病）などの精神病は、脳画像や脳波には大きな異常がないことが多く、現在のところ決定的な検査はないのだが、どちらも「生物学的要因」による障害と考えられている。したがって、誰でもがかかる可能性のある疾患ではない一方、その素因を持つ人は環境からのストレスがなくても発病する場合もある。

悪者探しの落とし穴

このように述べると、「生物学的要因」による心の病は特殊なケースのようにきこえるかもしれない。ところが、実際に私のところに診察を受けに来る子どもたちにもっとも多いのは、こういった「生物学的要因」による精神障害なのだ。

したがって児童精神科医の大切な役割は、子どもの悩みを聞き、家庭や学校などその子を取り巻く環境の問題を考えるだけにとどまらず、問題の背景に「生物学的要因」による障害が潜んでいないか見抜くことが必要なのである。これを見落とすと、「親が悪い」「いや、学校が悪い」といった〝悪者探し〟になってしまい、問題の本質がまったく見えないまま、正しい治療方針が見失われてしまう。

「生物学的要因」の見落としによる混乱は、一般の人のみならずメディアでもよく見かけられる。たとえば、〝普通の子ども〟や〝真面目な青年〟が突然、不可解な犯罪を起こすと、最初は「いじめがあった」「教師が体罰をしていた」「現代社会に問題がある」などの悪者探しを行うのが常だ。解説に登場する教育学者、心理学者や社会学者も同じような意見を述べることが多い。しかし「悪者」ではうまく説明できなくなったとたんに、突然「少年の心の闇」として理解を放棄する報道へと一変する。

子どもの心の症状を診る場合は、思い込みの解釈や決めつけをしないように注意しながら、「心理社会的要因」と「生物学的要因」を慎重に評価して問題の成り立ちを解明し、解決への方向を見出すことが大事なのであり、それが私たち児童精神科医の役目なのだ。

便秘と下痢を繰り返すA男

では、児童精神科医が実際にどのような患者を診ているのかについて、少し具体的にみていくことにしよう。

児童精神科を受診する理由は、子どもの年齢によって大きく異なる。

小学校入学前は、言葉やトイレットトレーニングの遅れといった発達に関する相談から、幼稚園の行き渋り、さらに腹痛、嘔吐などといった体の症状が受診理由であることも多い。


ここで、五歳のA男の例を挙げてみよう。

A男は、人見知りが強い、奇声を発する、手づかみをしない、新しいおもちゃや環境に慣れにくいということで、三歳のときから小児科に通っていた。

暑さが苦手で、毎年夏になるとよく脱水症状を起こして点滴を受けていた。また、よく便秘にもなり、それで浣腸すると下痢になる。便秘と下痢を繰り返すのでA男自身、便通に関してナーバスだった。

A男は次第に、自分の体調について強く気にするようになる。

まず、汚いと思うものには触れなくなった。さらに「幼稚園には悪者がいる」と言うようになり、周囲の音にも敏感になる。

私の外来を受診したきっかけは、「体調をくずして、お父さんごめんね。お母さんごめんね」とのA男の言葉を、ご両親が気にしたことだった。

ご両親は、自分たちに過度に気を遣う息子がかわいそうで、何か手立てはないものかと藁をもつかむ気持ちで受診された。精神科に来て、下痢や便秘を治してもらうことは、ご両親の頭にはなかったという。

実は、過度に心配や不安を持つ子の場合、下痢や便秘、腹痛などお腹の症状が現れることはめずらしくない。A男の下痢や便秘は、両親を過度に気遣う気持ちとつながった問題なのである。そこで不安に対する薬を少し服用してもらったところ、不安な気持ちだけでなく下痢や便秘も改善し、夏場に脱水症状を起こして点滴を必要とすることもなくなった。

もちろん薬物療法だけでなく、A男の能力を見定めながら適切な環境を整えることも、同時に行った。

小学二年生になると、服薬をしなくてもお腹の症状はみられなくなった。通院の必要もなくなり、A男は元気で活発な男の子へと成長した。

どんな症状に苦しんでいるのか

小学生になると、夜尿、悪夢、抜毛（頭髪を抜くのが癖になっている状態）、チック（まばたきや肩をすくめる等の素早く不随意な動きで、一見、癖のようにみえる）などの症状がよくみられるようになる。

また、アトピーや喘息があり、ストレスの有無や精神状態によってその症状が良くなったり悪くなったりするという「心身症」のために受診する子どもも少なくない。

虐待が疑われるケースもめずらしくない。

落ち着きのなさや低栄養状態、体のアザなどのほか、突然意識が途絶えたり、別人格が現れる（二重人格）といった症状（解離症状という）から虐待に気づくこともある。

高学年以降になると、うつ状態、拒食、睡眠障害などの症状に苦しむ子どもが現れはじめる。一方、学校にうまく適応できずに不登校傾向となって受診する子どもも多い。

中学生になり、うつ状態で受診する子どものなかには、夜になるとカーテンの外からのぞいている人がいるとか、ベッドの横に立っている人がいるとか、そういう〝何か〟を感じている子どもも結構いる。そういうことは親にもなかなか言いにくくて、ひとりで悩んでいたりするのだ。

小学生から中学生を通じては、学校でクラスメートや教師とのトラブルが絶えず、親がいろいろ調べた結果、発達障害ではないかと疑って受診するケースが多い。

高校生になると、統合失調症、うつ病、双極性障害（躁うつ病）、摂食障害、パーソナリティ障害のように、大人によく発病する精神疾患がみられるようになる。

症状としては、幻聴（幻覚の一種で、自分を非難する声が聞こえたりする）、被害妄想（自分の命が組織に狙われている等と思い込む）、リストカットなどの自傷行為、多量服薬、自殺願望などといった激しいものを含むため、さすがに親や教師も受診の必要性に気づきやすい。

自分のなかにふたつの人格を持つB子

高校一年生のときに受診したB子の例で、小学生からの症状の移り変わりをみてみよう。ここで紹介するB子の小・中学生のときの症状は、実際よくみられるものであるが、周囲の人には軽く思われてしまうことも多い。

B子は幼稚園のときから、いつもいい子でいようとしていた。両親に嫌われたくないという気持ちは、小さいころからずっと続いている。

小学生のときは、活発でクラスをまとめる存在だった。先生からも頼られ、友だち同士のもめ事を治めることを先生に任されたこともある。しかし、五年生ごろから男子に反感をもたれ、嫌がらせなどを受けるようになった。

この時期から、頭痛や腹痛、吐き気などの症状がみられるようになる。学校に行っても保健室で過ごすことが多くなり、しばしば学校を休むようになった。

中学入学後、特定の女子グループから陰口を言われた。頭痛や腹痛がひどくなり、スクールカウンセラーに相談するようになる。次第に夜も眠れなくなり、中学一年生の二学期からは物事が覚えられなくなってきた。二年生の夏に初めて近くの精神科を受診するが、この時点ではカウンセリングだけの対応だった。

中学二年生の三学期ごろからは、少しの音でも耳触りに感じ、人の視線が気になるようになる。気分も沈みがちで死にたい気持ちが強くなり、このころからたびたびリストカットもみられるようになった。そこでようやく薬物療法がはじまったのだが、精神症状の改善はみられず、学校にはまったく行けなくなってしまった。

三年生時も学校に行けないまま、中学を卒業した。進学した高校には、最初の二週間ほど登校しただけだった。

B子が私の外来を受診したのは、高校一年生の五月だった。やはり眠れない、食欲がない、死にたい、人の視線が気になるといったことを訴え、さらに子どもの声や人の笑い声が聞こえるとも言う。

実はB子が私の外来に通い出したのには、ちょっとした経緯がある。はじめは腹痛で、私が勤めていた病院の内科を受診したのだが、内科の先生が、原因は精神的なものだろうと、私の外来を受診するようにおっしゃってくださったのだ。

当時、B子は中学二年のときに受診した精神科に通院しており、ずっと臨床心理士のカウンセリングだけで様子をみられていた。しかし、このころになって統合失調症と診断されて薬物療法が開始されたという。精神科にはすでに通院していたものの、内科の先生が言うのであればと、私の外来に訪れたのだった。

この統合失調症の診断は、典型的なよくある間違いで、B子は実際はうつ状態で解離性障害が疑われる状態であった。このことを両親と本人に話して、どちらの病院に通院するか決めてもらい、私の外来に通院するようになったのである。

受診後一カ月ほど経ったころ、B子は自分の携帯電話型カメラを何気なくいじっていて、偶然にも自分のリストカットの写真が収められていることに気がついた。履歴をみると、中学三年の秋ごろからの写真が収められていた。

本人が半年以上も気づかなかったことになるが、はたして写真を撮っていた犯人は、B子本人とは別の人格の「輝《てる》」という男の子だった。のちに、悪い子の輝くんのほかに、理想的な女の子の凛ちゃんがいることもわかる。

B子のなかには少なくとも輝くんと凛ちゃんがいる状態で、これは一般の人にも名前が知られていると思うが、多重人格である。精神医学的には解離性障害のなかの「解離性同一性障害」(以前は多重人格性障害)という診断になる。

その後、私の転勤のために、B子の診察は治療半ばで終えざるをえなくなってしまった。それがいまでも心残りである。

児童精神科医の役割とは

最近とくに目立つのは、子どもから大人まで、アスペルガー障害をはじめとする広汎性発達障害（別名、自閉症スペクトラム障害）の受診者が多いことである。本人の悩みや家族・関係者の困り方は様々であるが、周囲との人間関係や社会参加に困難を抱えている点は、年齢によらず共通している。

もちろん発達障害の人が抱える問題が、すべてその人の生まれつきの特徴（生物学的要因）のみから生じるわけではない。そうではなく、障害に気づいてもらえず必要な支援が得られないことで、発達障害の人が苦手とするような状況でストレスが蓄積し、うつ状態や引きこもりに陥ったり、周囲とトラブルが発生したりするという二次障害のパターンが多い。つまり、生物学的要因と心理社会的要因とがマイナスに絡み合ったとき、受診を必要とするような問題が発生していることがほとんどなのである。

また、発達障害の子どもの家庭環境について聴き取りをしていると、親が本人を問題行動へと追い詰めるような行動をとっていることがある。

あるケースでは、父親と面接をしてみたところ、父親自身は強い信念を持って自分のスパルタ式教育方針を子どもに押しつけているのだが、それが子どもに与えている影響についてはまったく気づいていなかった。父親の日常生活の様子を母親から聞くと、子どもにプレッシャーをかけている父親自身もまた、アスペルガー障害だと推測できたのだが、実際、こういうケースは稀ではない。

このように、子どもの心理社会的要因に大きな比重を占める家庭環境に、親の側の発達障害という生物学的要因に端を発する問題が関与する場合がある。そういうケースでは、児童精神科医は本人だけでなく、家族全体の精神医学的アセスメントを行い、保護者以外の協力者（兄弟、保健師、ケースワーカーなど）や福祉の力を借りながら、家族と本人の安定化に向けた方策を探ることになる。その際、家族構成員の特徴のみならず、その土地柄や家族観などを把握しておく必要がある。

以上からわかるように、私たちの役割は、まずは子どもの発達段階を見きわめた上で、問題の背後に心理社会的要因だけでなく生物学的要因が潜んでいないかを見抜くこと、すなわち正しい診断を下すことである。それができて初めて、薬や精神療法が必要かどうか判断でき、症状や問題行動が現れるメカニズムを解明することが可能となるのだ。

次に、子どもの治療のキーパーソンとなる人を見出すことになるが、そのためには家族、学校、地域の特性をよく知る必要がある。そして、コメディカル（看護師、作業療法士、理学療法士、言語聴覚士、薬剤師などの医者以外の医療従事者）、臨床心理士、ソーシャルワーカーなどと連絡を取り合いながら、必要に応じて家族への福祉的援助をアレンジする。

このように児童精神科医は、大人を診る精神科医以上に〝総合職〟としての役割が求められる。その理由は、子どもの精神発達を支えるのは、何より家庭であり、学校であり、地域社会にほかならないからである。

ただし、どんなに愛情豊かで熱心な支援を受けようとも、子どもが生来持っている素因や資質――つまり生物学的要因――にそぐわなければ、その支援は有効でなくなるどころか、反対に子どもに対して破壊的に作用しかねないことを忘れてはならない。

第二章

障害の根本にあるもの

「障害」となるものは何か

発達障害者支援センターとは、発達障害を持つ人の支援を総合的に行うことを目的とした専門機関である。

数年前のことだったと思うが、発達障害者支援センターに相談に行った広汎性発達障害を持つ私の患者さんが、面白いことを話してくれた。

センターで提供してくれる支援についてたずねたところ、

「支援センターの人は、言葉を短く切って話してくれました。発達障害の人がわかりやすいように話してくれてるんだなと思いました。それはわかったんですが、話の内容がわからなかったんです。でも、崎濱先生の話すことはわかるんです。なんででしょうか？」

というのだ。

実は、これは広汎性発達障害の特性の根本にかかわる問題である。専門家でなくても障害の根本を肌で感じとれる人も大勢いるが、逆に専門家といわれる人のなかに、それを感じとれない人も大勢いる。

では、障害の根本にあるものとはなんだろうか。

広汎性発達障害という障害の大きなくくりのなかには、自閉性障害（「自閉症」とも呼ぶ）とアスペルガー障害が含まれる。

まずは、いくつかの事例に少しの解説を加えて説明してみたい。

自閉性障害もアスペルガー障害も同じ広汎性発達障害であるが、どこか違う印象を持たれるのではないだろうか。

事例1 学校行事が苦手 不安からパニックに

C男・14歳（中学二年生）

診断 自閉性障害、精神遅滞（中等度）

※精神遅滞という語に代わり、現在では知的障害の語が使われているが、ここでは米国の診断基準に従って精神遅滞の語を用いた。

C男は五歳のときに自閉性障害の診断を受けており、初診時は養護学校（現在の特別支援学校）中等部に通学していた。不登校はない。

学校行事がなければ大きな問題はないが、学校行事の前後にパニックになる。パニックになると、自分の顔などを強く叩く自傷行為がみられる。そういうときは睡眠時間が短くなり、朝方に突然泣き出したり、怒り出したりすることがある。

また、日の出、日の入りの時間が季節によって違うので、そのことが気にかかると太陽を見て怒ったり、目にとまった時計を調整しようとする。

夏休みになると毎年のように、一日中バスに乗って市内のいたる所のバス停の時刻表写しに精を出して、一定期間を過ごしている。


日頃は登校できないのに、特別な学校行事には参加できる子どもがいる。

逆に、C男のように学校行事だけが苦手な子どももいる。いつもと違うことには不安が強まるからである。

どんな子どもでも、新学期には、次はどんな先生が担任になるのか不安な気持ちになるだろう。知的障害を持っていても、その点に変わりはない。

自閉性障害を持つ子のなかには、不安になると自分の顔などを強く叩いたりする子がいるのだが、そういった不安は、薬を少し服用するだけでやわらぐことも多く、自傷行為は格段と減少する。また親の対応が少し変わるだけで、薬を服用しなくてもパニックや問題行動が減少することも稀ではない。

C男は薬の管理も自ら行うなど、自分なりに健康管理をしている。

事例2

嫌な思いをしても学校は絶対に休まない

D男・13歳（中学一年生）

診断 自閉性障害（知的障害のない、いわゆる高機能自閉症）

歩きはじめに遅れはなかったが、言葉は二歳になっても出なかった。身体的には問題なく、四歳から六歳までは「ことばの教室」に通う。

小学校は普通学級に通学した。言葉の問題はあるものの、学習面で大きく遅れることはなかった。クラスメートからからかわれて嫌な思いをすることもあったが、それでも学校を休むことはなかった。

ただ、D男は緊張すると涙が出て、困ると立ちすくむ。好きなことはよく覚えているが、クラスメートの名前を知らなかったりする。このため小学五年生から、再び「ことばの教室」に通う。

中学校でも普通学級に進学したが、「ことばの教室」の支援は小学校までなので、今後の支援を考え、学校の先生の勧めもあって精神科を受診した。

D男は、ほかの子からちょっかいを出されても、「やめて」のひと言も言えず、嫌がらせに抵抗できない。しかし、クラスに嫌な子がいても学校は絶対に休まない。「学校には行かなければならない」と考えているからだ。

また、学校での決まりごとは絶対に守らないといけないとも考えている。そのため、掃除をサボっている子を見つけると注意したりする。D男のほうが正しいのだが、それでいじめに遭うことにもなる。D男はいじめに遭っても、攻撃に出ることはないので、大きな問題に発展することはなかった。

D男は、診察室の待合室では、いつも決まって病院の図書館で借りた長編漫画の単行本を読んでいた。中学も休むことなく登校し、普通高校に進学した。

事例3 音や臭《にお》いに敏感 運動が苦手な一面も

E男・6歳（幼稚園）

診断 アスペルガー障害

歩きはじめ、話しはじめに遅れはなかった。健診でも発達の遅れを指摘されたことはない。

E男は、自分の思っていることと違うことがあると、カッとなったり震えがきたりする。

たとえば、E男は絵を描くのが好きなのだが、うまく描けないとカッとなり、せっかく上手に描けたところまでグチャグチャに塗りつぶす。
また、自ら感情のコントロールをしようとしているようで、氷をかじったり、走り回ったりする。
体が硬く運動が苦手。
少し力も入りにくく、音や臭《にお》いに敏感である。

アスペルガー障害の場合でも、小さい子どもでは、広汎性発達障害の根本的な問題が、結果的にパニックや衝動的行動となって現れることも多い。その際に部屋のなかをグルグル回ったりして、自ら気持ちを落ち着かせる行動をとることがある。

危険がない限りむりやり静止する必要はないが、何がこの子をそんなに落ち着きなくさせたのかを考えることが重要だ。そして次からは、できればそういう状態にならないように環境調整をすることが肝心である。

アスペルガー障害に限らず、広汎性発達障害では、運動面や感覚面に特徴がみられることが多い。運動面では、体全体の動きがぎこちなかったり、手先が不器用であったりする統合運動障害がみられたりする。筋緊張の低下もめずらしくなく、筆圧の低下のために字が下手になったり、椅子にゆっくりと腰掛けることができずにドシンと座ったり、きちんと座ることが難しかったりすることがある。

感覚面では、五感（視覚、聴覚、触覚、味覚、嗅覚）が過敏だったり、逆に鈍感だったりすることがある。

E男の場合は、両親が彼の特性を知って対応することで、パニックや衝動的行動がずいぶん軽減した。

事例4 「学校に行きたくない」自ら首を絞めることも

F子・7歳（小学一年生）
診断 アスペルガー障害

歩きはじめ、話しはじめに遅れはない。三歳と就学前の発達相談では問題ないと言われたが、小さいころから人見知りが激しく、人のなかに入っていくと緊張する。

小学一年生になって、最初の二週間は普通に登校できていたが、その後「行きたくない」と言い出すようになった。しかし、それでもなんとか登校している。学校の休み時間は、ひとりで絵を描いて過ごす。友だちはほとんどいない。

家では暴れることがあり、自分の首を絞めることもあった。

広汎性発達障害を持つ子ども全般にいえることだが、知能に問題がなくても、学習面においてハンディキャップになることも多い。アスペルガー障害を持つF子も平均より知能は高いのだが、皆と一緒に受ける授業にはなかなかついていけない。友だちともうまくつきあえないので、学校に行きたくないと思っても不思議ではない。

家で暴れて自分の首を絞めたのも、学校から出された課題ができなかったときのことだった。自分で自分の首を絞めてもなかなか自殺はできないが、決して演技ではなく、一時的であれ本当に死にたいと思っている点を押さえておくことは大切である。

自閉性障害とアスペルガー障害の「違い」

自閉性障害を持つ事例1のC男は、ほかの事例と少し違う印象を持たれたのではないだろうか。C男は知的障害（知能指数がおおよそ七〇以下）も併せ持っている。

自閉性障害を持つ子どもは、知的障害を併せ持つことが多いが、知的障害自体も、あまり理解されていない障害である。とくに知的障害が重いほど、子どもの個性は理解されなくなり、知的障害一般にくくられてしまう。自閉性障害を理解するためには、知的障害の理解も必要なのだ。

ちなみに、知的障害のない自閉性障害のことを「高機能自閉症」と呼ぶこともある。〝高機能〟という言葉は、知的障害はないという単なる飾りの言葉なので、高機能自閉症という特別な障害があるわけではない。またアスペルガー障害は、目立った知的障害がないことが、ひとつの特徴である。

事例2のD男の自閉性障害らしさは文章ではなかなか伝えにくいが、会って話をしてみるとアスペルガー障害とはずいぶん印象が違う。その印象の違いは、自閉性障害とアスペルガー障害の〝違い〟に由来するものである。

その違いとは「コミュニケーションの障害」の有無だ。

自閉性障害は、コミュニケーションの障害が顕著である。ただ、ここで注意しておかなければならないのは、コミュニケーションという言葉の意味である。

コミュニケーションという言葉は、日常的には人とのかかわり一般に使われるが、ここではもう少し限定された意味で使っている。具体的にいうと、ここでいうコミュニケーションとは「自分の考えや感情を相手に伝えたり、逆に相手の考えや感情を受け取ったりする情報のやり取り」のことである。

それを踏まえた上で、自閉性障害とアスペルガー障害の違いを大雑把にいうと、それは「言語発達の問題」である。

自閉性障害では、言語発達が不十分な場合は言葉が出ないこともある。高機能自閉症では言語発達はもう少し進んでいるので言葉が出るが、主語や述語が逆転するなどして、話の内容が相手にうまく伝わらないことも多い。

このように自閉性障害とアスペルガー障害の違いは、人とのかかわりのなかでの「コミュニケーション能力」だが、では広汎性発達障害において共通のものとは、いったいなんだろうか。

こだわりの正体を見きわめる

広汎性発達障害というのは、ひと言でいうと「こだわりの病気」である。〝こだわり〟というのは、自分独自の考え方や思い込みが強いことだ。広汎性発達障害を持つ人は、自分の考え方にそぐわないことがあると、それに耐えることが困難になる。そうなるとパニックを起こしたり、攻撃的になったり、不安になったり、うつになったり、また、しばしば腹痛や頭痛といった身体の症状が現れたりもする。

では、これほど厄介なこだわりの正体とは何か。

そのひとつは、「対人相互的反応の質的な障害」で、もうひとつが「強迫的傾向（固執・没頭・反復）」である。

「対人相互的反応」というのは、あまり聞き慣れない言葉だと思う。しかし、このひとつ目の正体が見破れるかどうかが、広汎性発達障害を理解するための鍵である。

「対人相互的反応の質的な障害」の例として、しばしば挙げられるのは、目と目が合わない、他人の気持ちがわからない、自分の興味のあることだけをしゃべり続ける、同年代の子とのつき合いが苦手などである。

こうしてみると広汎性発達障害を持つ人は、自分の殻に閉じこもって、他人はおかまいなし、悩みとは無縁の人のように思えるかもしれない。しかし病院を受診する人をみていると、悩んでいない人のほうが少数派のように思える。ただ、彼らの悩みは大きいにもかかわらず、周囲の人が彼らの悩みに気づいていないことが多く、彼ら自身もまた、何が自分の悩みの種なのかわからないこともしばしばだ。

ある小学六年生のアスペルガー障害の男の子が、「対人相互的反応の質的な障害」から生じる〝つらさ〟を、端的に言い当ててくれた。

この男の子は二年生のときに「学校に行きたくない」というようになり、学校を休んだり別室登校をしたりすることがあった。五年生からは不登校になり、六年生になっても登校できないので、親が理由を聞いてみると「みんなと考え方が違うのでしんどい」と話したという。

ここで、自分が苦手とする人、自分とは合わないと感じる人と行動をともにすることを想像してもらいたい。そんな人と丸一日、一緒に過ごそうものなら、一日が終わるころにはヘトヘトになっているだろう。この男の子は、毎日がそんな状態なのだ。学校に行こうとどんなに思っても、体が動かなくなることは十分に理解できるだろう。

この対人関係の問題には、明らかに先のコミュニケーションの領域にとどまらない問題があるのだろうと想像できると思う。

「joint attention」から考えてみる

広汎性発達障害における共通の問題のひとつ目、この「対人相互的反応の質的な障害」の正体を見破るためには、ある〝メガネ〟をかけてみるのがよい手助けになるだろう。そのメガネとは「joint attention」という視点である。

「joint attention」というのは、日本語では「共同注視」や「共同注意」と訳される。ここでは、わかりやすくするために、視線の問題としては「共同注視」、視線の問題だけでなく物の見方や考え方などの精神活動一般の問題には「共同注意」という言葉を使うことにする。

まず共同注視は、自分の視線を相手に合わせて調整する能力のことで、この能力はふたつに分けることができる。ひとつは人の視線や顔の向き、指差しなどに反応する働きで、もうひとつは視線や指差しなどで相手の注意を引きつける働きである。

そして、この視線の問題である共同注視は、視線の問題を超えて精神活動一般の問題である共同注意に発展していく。

共同注意の能力もふたつに分けられる。

ひとつは他人の注意の焦点がどこに向いているかを認識する働き、もうひとつは互いに興味のある物や出来事に他人の注意を向ける働きである。

広汎性発達障害を持つ人は、この「joint attention（共同注視／共同注意）」がうまくいかない。「対人相互的反応の質的な障害」のひとつに「視線が合いにくい」という現象があるが、これがまさに共同注視の障害だ。

また「他人の気持ちがわからない（他人との共感性がない）」ということを、共同注意の問題と考えてみると、感情がないとか冷淡であるとかということとは、別の問題であることがわかるだろう。広汎性発達障害を持つ人は相手の話の趣旨をとらえることが難しく、ある程度とらえられたとしても、うまく話を返せないという問題を抱えているのだ。こういったとき、その人の性格によって、相手のことをかまわずに話し続けることもあれば、うまくやり取りができないことで黙り込んでしまうこともある。

先のアスペルガー障害を持つ男の子のしんどさは、「共同注意の障害」という根本的な問題から生じているのだ。

この章の冒頭に述べた患者さんの疑問も、共同注意の問題と考えることで答えが導かれるだろう。たしかに、短く切って話したほうが文章の構造が単純になるので、頭に入りやすい。これは広汎性発達障害を持つ、ある一部の人にとっては大きな助けとなる。しかし、もうひとつの問題、つまり本当の意思疎通ができるように、共同注意が成立しやすい事柄を中心にした話題づくりをしたほうがいいという問題にも、注意を向けることが肝心だ。

冒頭の患者さんの例でいえば、彼と話した支援センターの人は、ここのところの配慮が少し欠けていたといえるのではないだろうか。

特定不能というカテゴリー

ここで「特定不能の広汎性発達障害」と診断されたG子の例を紹介したい。

広汎性発達障害のくくりのなかには、先に述べた自閉性障害とアスペルガー障害のほかに「特定不能の広汎性発達障害」というのがある。

特定不能というのは、広汎性発達障害かどうかわからない（特定できない）のではなくて、確かに広汎性発達障害なのだが、自閉性障害とかアスペルガー障害という特定の型にはまらないということである。

逆にいえば、いちばん広汎性発達障害の特徴があらわになっているともいえる。

事例5 「だるい」が理由で学校に行かない

G子・15歳（中学三年生）
診断　特定不能の広汎性発達障害

歩きはじめ、話しはじめに遅れはない。幼稚園では大きな問題はなかったが、学芸会に行き渋るようなことがあった。

小学生のときは、宿題をしない子ではあったが、ほかに目立ったエピソードはない。

中学に入ると、一年生のときは普通に登校していた。吹奏楽部に入部していたが、友だちとのトラブルがあって部活を辞めてしまった。二年生になってから遅刻が多くなる。そして三年生の六月から学校に行かなくなり、精神科に通院をはじめる。G子によると「だるいから」学校に行かないという。

G子はテレビドラマや映画を観ても、ストーリーが追えずにすぐに寝てしまう。学校を休んでいる日は、着替える必要がないといって、一日中パジャマのままでいる。

G子は高校進学にあたり、好きなピアノを活かして音楽の選択コースのある単位制高校に進んだ。そのころから次第に活動的になり、バンドを組んでリーダーを務めたり、アルバイトもするようになった。

また、精神科に通院しはじめたころは母親と一緒に受診していたが、高校生活を順調に送れるようになると、ひとりで受診するようになった。自分できちんと病状を説明し、薬物療法に関する重要な報告もできるようになった。中学時代の先生が見れば、彼女の成長ぶりにびっくりするだろう。

G子は、親からしても何を考えているのかわからない子だったという。学校に行かない理由が「だるいから」では、普通に考えれば怠けているとしか見えないだろう。しかしG子の「だるさ」は、少しつっこんで考えなければならない。

G子はテレビドラマや映画のストーリーを追うのが苦手なのだが、これは学校生活でも「ストーリー」を追うことが苦手なことを意味する。つまり、ほかの人が自然と共有できる「ストーリー」を、G子は共有することが難しいのである。その原因が、共同注意の障害である。そして友だちにとっては何気ない言動が、G子にとっては不快なものに感じることがあり、学校生活では「だるさ」を感じることになる。

つまりG子のだるさは、共同注意の障害という根本的な問題から生じているので、怠けの問題ではないし、決してやる気だけでは片づけられないのである。

「みんなと考え方が違うからしんどい」

ところで、先のアスペルガー障害を持つ男の子は、もうひとつ大事なことを教えてくれている。彼は「みんなと考え方が違う」ので、しんどいという。この話のなかには、「共同注意」の問題からくるしんどさとは別の問題が隠されている。

しんどければ、自分の考え方を変えればいいだけの話だが、どうもそう簡単には変えられないという問題がありそうだ。同じことは、相手のことはおかまいなしに〝自分の興味のあることについて〟延々と話し続ける場合にもみられる。

その問題というのは、広汎性発達障害のもうひとつの正体である「強迫的傾向（固執・没頭・反復）」である。

日常語での「強迫」（人をおどす脅迫ではない）という言葉の意味は、相手を自分の意に従うように無理強いすることだが、精神医学用語では「相手」は登場しない。「強迫」とは、自分が自分の意に従うように強いることである。それを「無理強い」と感じてつらい思いをするのが、強迫性障害という病気である。

強迫性障害には、何時間も手を洗っていてもしかたがないと頭ではわかっているのに、それでも手を洗い続けてしまう「手洗い強迫」や、鍵がかかっているか何度も何度も確認しないと外出できない「確認強迫」などがある。また、このような手洗いや確認といった行動（強迫行動）だけでなく、たとえば、「人を傷つけてしまうのではないか」といったような考え（強迫観念）のこともある。

一方、「無理強い」と感じなかったり、逆に好ましく感じたりするのが、広汎性発達障害にみられる「強迫」である。

広汎性発達障害の強迫的傾向は、単純な反復運動や繰り返して行われる行為から、関心のあるものへの没頭や考え方の固執まで、幅広くみられる。

子どもは、ときに意味もなく飛び跳ねることがある。それは実に楽しそうなのでハッピージャンプともいうらしい。

ハッピージャンプは反復的な運動だが、これは広汎性発達障害を持たない子どもにもみられる。一般的に、リズミカルな運動は気分を安定させるので、広汎性発達障害を持たない子どもにとっても心地いいには違いない。ただ、普通はある程度場所をわきまえて行動する。

広汎性発達障害を持つ子どもの場合は、予定の変更などといった情緒的に不安定になる出来事が起きたときに、指で物をリズミカルに叩いてみたり、部屋のなかをグルグル走り回ったりする。それが場違いなところであっても、自らの気分を安定させるための適応行動をとることがしばしばみられるのだ。

また、無目的に冷蔵庫のドアを開けたり閉めたりする反復行為や、意味もなく階段を上ったり下りたりする反復行動も、広汎性発達障害を持つ子どもにはよくみられるが、広汎性発達障害を持たない子どもにはあまりみられない。

広汎性発達障害を持つ子どもは、何かに役立ったり意味があるとはとても言いがたい特定の習慣にこだわることもある。

毎朝の登校前に、必要もないのにお風呂洗いをする子どもがいた。親がお風呂洗いを怠けているわけではないのだが、いつの間にか毎朝のお風呂洗いが習慣になっていた。理由は本人も親もよくわからないようである。

先に登場した、夏の一定期間、市バスの時刻表を写して歩く、事例1のC男の行動も強迫的である。ただ、C男は親を巻き込んで自分の強迫につき合わせることはなく、ひとりで朝早く家を出て、一日中外で過ごしている。

強迫的傾向をひも解く

広汎性発達障害では、先に述べた強迫症状には当てはまらないような、さらに広い意味での強迫が症状としてみられる。

具体的に説明していこう。

「ステレオタイプ（常同行為）」とは、たとえば朝起きてから家を出るまで、同じ順序で外出の準備をする場合などをいう。順番を妨げられると、パニックを起こしたり癇癪を起こしたりして、予定した外出をやめてしまうこともある。どんなに時間がなくてもひと通りの手順を省略することができず、外出まで時間がかかって遅刻の原因になったりする。

「同一性保持」は、自閉性障害の報告者であるカナー（Leo Kanner, 一八九四〜一九八一）が重視した症状である。たとえば、同じ場所に同じものが置かれていないと気がすまない。それがないことに気がつくと、パニックを起こしたり癇癪を起こしたりすることがある。

物体全体ではなく、部分的な形や模様などに見入ったりすることもある。たとえばミニカーを手にしても、それで遊ぶのではなく、クルマの下面の配管部分ばかりを眺めたり、プラレールではその登録商標に興味を奪われたりする。おそらく、一般的なごっこ遊びなどに興味の焦点はなく、幾何学模様などの非対人的なものへの強い関心が、背景にあるものと思われる。

興味のあるものに関してはすごく熱中する。昆虫や魚の図鑑などはボロボロになるまで何度も読み返し、知識量も相当なものになる。電車やクルマなどその対象は様々だが、よく使われるのは豆博士という表現である。

あるキャラクターのものを一生懸命集めることもある。広汎性発達障害を持つ子どもが「機関車トーマス」に熱中するのは、洋の東西を問わないらしい。イギリス人の広汎性発達障害を専門にする発達心理士の講演で、「機関車トーマス好き」は広汎性発達障害の隠れた診断基準だという話を聞いたこともある。

ところで、一度興味を持つとそれがずっと続くかというと、そうでもなさそうである。たしかに、広汎性発達障害を持つ人が、成人になっても電車に熱中しているという話はよく聞くし、何かの興味が高じて学者や研究者として成功することもある。しかし、それほど長期に興味が持続しないこともしばしばだ。しかも一度興味が冷めてしまえば、熱中していたことさえ記憶にないかのようにみえる。興味を縮小して持続することは、あまりないようだ。

「規則の過剰遵守」もよくみられる。クルマで少しスピードオーバーをしたら、隣に乗っていた子どもに烈火のごとく怒られてびっくりしたという母親がいた。また、授業中に携帯電話をひそかにいじっていたクラスメートのことを許せずに先生に報告し、皆からは「チクッた」と仲間はずれにされたりする例もある。たしかに正しいことなのだが、周囲の人間からはもう少し融通がきかないものかと思われることがしばしばである。

「字義通り性」というのは、まさに文字通り受け取ってしまうことだ。たとえばある子どもは、授業中の私語を先生から注意された際に「そんなにしゃべりたいなら、もう学校に来なくていい」と言われた。次の日からその子は学校に行かなくなってしまった。これは決して反抗心からではなく「来なくていい」と言われたので行かなかっただけである。また、ときには「来なくていい」と言われたので行ってはいけないと思って悩み続けることもある。違うケースでは、周囲の生徒が静かにしているときにひとりで騒いでいたので、先生から「周りを見てみろ」と言われたが、実際に周りを見ただけで自分が怒られていることに気づかなかったということもある。

整合性を過度に求めることもある。矛盾する言動は許しがたく、たとえば「部活は大切なので辞めるな」と言っていた父親が、部活に熱中して勉強しないことに対して「そんなに忙しかったら、部活なんか辞めてしまえ」と言ったといって、大暴れする。たしかに「辞めるな」と「辞めろ」は論理的には矛盾するが、それぞれの会話の文脈を考えると矛盾しながらも成立する話である。広汎性発達障害では、論理的な整合性に反するものへの許容範囲は狭いことが多い。

過度に正確さを求めることも多い。だから物事を説明するときに、本筋に関係ないことまですべて話そうとして話が冗長になる。このため聞き手は耐え切れず話を打ち切ろうとしたり、二度と話したくないと思ったりする。対照的に、正確さを考えるあまり、結局何も言えなくなってしまう人もいる。曖昧なことが苦手で、白黒はっきりしていることを好む傾向がある。

以上のように強迫的傾向は、行為としてははっきり見えるようなものから、考え方のようなすぐには気づきにくいものまで様々である。

広汎性発達障害を持つ子どものなかには、「学校には必ず行かなければならない」という強迫的傾向を持つ子も多くいる。

たとえば、病院に行かないといけないほどの怪我をしているのに、病院には行かずに絶対に学校に行く。こうなれば周囲も少し問題を感じるかもしれない。しかし、ちゃんと学校に通っているがゆえに、「対人相互的反応の質的な障害」のため必死の思いで学校生活を送っているしんどさに、気づかれない子どももいるのだ。

周囲にいる人間がきちんと気づいてあげられれば、それまで見られなかった笑顔が戻ってくる。そこに「広汎性発達障害」ときちんと診断する意味があるのだと思う。

第三章

うつ病？
それともＡＤ／ＨＤ？

診断を難しくするもの

第二章で述べたように、広汎性発達障害には「対人相互的反応の質的な障害」「強迫的傾向」「コミュニケーションの質的な障害」という三つの中心症状があり、この三つのポイントから広汎性発達障害を診断する。

しかし実際には、様々な要因が影響して、見立てを難しくしている。これらの要因をきちんと理解することが、広汎性発達障害を見抜く上では不可欠なのである。

広汎性発達障害では、それぞれの人が持つ性格によって行動上の見かけがずいぶん違う。そのことが、広汎性発達障害の理解を妨げるひとつの要因になっているように思う。

たとえば、広汎性発達障害を持つ人のなかには、友だちづくりが苦手だという人も多いが、一般的に持たれているような〝ひとりで自閉する〟というイメージとは違って、他人には無関心という人は、むしろ少数派のように思う。

学校で、関心のある子どもを鉛筆で突いたり、筆箱を持って逃げ回ったりしてトラブルメーカーになる子どもがいるが、これは積極的に友だちとかかわろうとしているからであって、このように友だちづくりに対して苦手意識のない子どももいる。一方で、友だちづくりの苦手さを自覚している子どももいて、そのような子のなかには、苦手なことを最初から避けて、学校ではひと言もしゃべらない子もいれば、そもそも学校に行かない子もいる。

このように、根本の障害は同じでも、性格によって様々な行動をとるのである。

「うつ状態」と「うつ病」を見分ける

広汎性発達障害には、併せ持ってみられる疾患や症状（併存症）の問題もある。そしてこの問題は、広汎性発達障害の見立てをさらに難しくする。

併存症には、知的障害（精神遅滞）、てんかん、多動、感情の不安定さ、衝動性、攻撃性、自傷行為、幻覚・妄想など様々あって、その理解には精神医学の知識が必要となる。併存症をきちんと見立てることは、診断のみならず治療上でも大切だ。

「うつ病」という病気の名前は、多くの人が一度は耳にしたことがあるだろう。うつ病は、併存症のなかでも広汎性発達障害と直接にかかわることが多い重要な問題なので、まずは広汎性発達障害とうつ病についてみていきたい。

うつ病と似た言葉に、うつ状態というのがあるが、精神科医はうつ状態とうつ病を分けて考える。うつ状態はその名の通り、うつの〝状態〟であって、うつ病以外の病気でもみられる。うつ病になったことがない人でも、たとえば肝臓の病気（C型肝炎）を治す薬（インターフェロン）が原因で、うつ状態になったりする。

広汎性発達障害では、対人関係のしんどさからうつ状態になることもめずらしくない。これを広汎性発達障害の二次障害と呼ぶことがある。

では〝本当の〟うつ病とは何かといわれると、けっこう難しいのだが、先の薬が引き起こすうつ状態を外因性と呼ぶことがあり、いろいろと気がかりなことが原因でうつ状態になる場合を心因性と呼ぶことがある。また、うつ状態のもうひとつの原因に「内因」という体質のようなものがあって、内因性のものを〝本当の〟うつ病と考える見方がある。つまり、うつ病になるのはその人の体質のようなものだということである。したがって、広汎性発達障害を持つ人のなかにも、当然うつ病にかかる人もいる。しかし、そんな当たり前のことが忘れられることがあるのだ。

併存症のうつ病と二次障害のうつ状態の区別は難しい。しかし、このふたつをきちんと区別することが、治療にとって必要不可欠である。

たとえば、不登校の子どもが二次障害のうつ状態であれば、場合に応じて登校刺激が必要なこともあるが、うつ病が併存している場合には、一定期間は登校刺激を避けるべきである。

うつ病の場合、改善の程度と学校行事との兼ね合いなどを考えて、どのタイミングで登校を勧めるのかの判断はなかなか難しい。ずっと休ませておけば本人のストレスは少ないが、子どもの将来を考えるとそうはいかないだろう。

この多動はＡＤ／ＨＤが原因？

次に広汎性発達障害とＡＤ／ＨＤ（注意欠如／多動性障害）の併存についてみてみよう。ＡＤ／ＨＤは不注意、多動性、衝動性を特徴とする障害である。この三つの特徴のなかのどれが優勢かでＡＤ／ＨＤの型が決まるが、必ずしもすべてが目立たなくてもＡＤ／ＨＤと診断してよい。

また、広汎性発達障害にＡＤ／ＨＤの症状が併存すると、ＡＤ／ＨＤの症状は広汎性発達障害に附随するものとみなされる（つまりＡＤ／ＨＤと診断されない）ことになっている。そのため、広汎性発達障害とだけ診断されていても、実際にはＡＤ／ＨＤが併存していることがある（このようなケースについては、新たな診断基準ＤＳＭ-５では両方の診断名を並べてよいことになった）。

ここで、小学二年生の男の子の例をみてみよう。

事例６　興味のあるものにすぐ行ってしまう

Ｈ男・８歳（小学二年生）

診断　特定不能の広汎性発達障害

歩きはじめ、話しはじめに遅れはない。保育園では、周りと違うことをして、注意されると言い返し、そのうち手も出るようになった。また、興味のあるものを見つけると、すぐにそっちのほうに行ってしまう。母親によると、毎日何かのトラブルがあり、いつも他児の親に謝りに行っていたという。

小学校では、授業中席を離れてどこかへ行ってしまうことはないが、じっと座っていることができない。授業と関係ないことをしていることも多い。

いろいろなものに興味が向き、以前にやったことを思い出すことが難しい。

H男は特定不能の広汎性発達障害という診断になっているが、AD/HDも併せ持っている。特定不能の広汎性発達障害はもともと見逃されやすいのだが、AD/HDが併存するとAD/HDの問題のほうが目立って、特定不能の広汎性発達障害はさらに見落とされがちになる。これは診断上問題があるだけでなく、治療上も大きな問題になる。

見かけ上の多動はいろいろな原因で起こる。AD/HDはもちろんのこと、広汎性発達障害が原因の多動もある。

AD/HDの多動では、目についた物が行動の引き金になって、考える前に行動してしまう。たとえば、非常ベルのボタンが目につくと、これを押したら大変なことになるのではないかと考える前にボタンを押してしまっているという具合である。また、目移りしやすいこともあり、こっちで何かをしているかと思うと、急にどこかへ行ってしまったりする。

広汎性発達障害が原因の多動では、目についた物というより自分の興味に従って行動する。興味のない物に対しては極端に気がそがれ、注意を集中しておくことが難しい。その結果、授業に関係のない何か別のことをし出したり、落ち着きなくごそごそ動いたりするので多動に見えることがある。

H男の場合も、AD／HDに由来している多動と広汎性発達障害に由来している多動が混在している。AD／HDの多動にはアトモキセチン（商品名としてはストラテラ）やメチルフェニデイト（商品名としてはコンサータ）という薬があるので、H男の持っているハンディキャップのひとつは薬で治すことができる。

余談だが、その薬の効き目を「頭のなかに運転手が来たみたい」と評した母親がいた。なかなかうまいことをいうものだと感心したことがある。

広汎性発達障害を見落としていると、せっかくAD／HDには薬が効いているのに、効いていないと思ったりする。また薬によってAD／HDが改善すると、広汎性発達障害の〝こだわり〟が目立ってくることがあるので、薬によってますます状態が悪化したと間違えてしまうこともある。薬の効果を判定するには、前提に正しい診断があることは言うまでもない。

ここまで、うつ病とAD／HDを例に挙げて説明してきたが、ほかに社会不安障害（対人恐怖）、強迫性障害、双極性障害（躁うつ病）、精神病症状（幻覚や妄想）などの併存症に関しても、広汎性発達障害そのものよりも併存症の問題が深刻で、通院につながることも多い。

併存症については薬物療法が有効なことが多いのだが、広汎性発達障害の特徴をきちんと踏まえた薬物療法は意外と難しく、また薬物療法が期待できる事例であるにもかかわらず、処方されていないケースもしばしば経験する。これには医師の専門性や考え方が原因の場合と、保護者の薬への偏見が原因の場合とがある。たしかに、ていねいなアセスメントなく安易に薬に頼るのは慎むべきだが、薬が効果を発揮し、子どもの精神発達にとって真に助けとなるのであれば、薬物療法を必要以上に避けるのは賢明ではないと思う。

発達や環境が与える影響

広汎性発達障害もその併存症についても、問題の理解や解決には「発達」の観点が必要となることも、難しさの要因だろう。

たとえば、小学校の高学年ぐらいからは友だち関係も複雑になってくる。一般的にこの年代は、親から離れて仲間との関係が密になっていく年代といわれている。また一〇代の半ばを過ぎると自分の内面に目が向いて、自分と社会との関係を強く意識するようになる。

これらの各年代の問題は、広汎性発達障害を持つ人にも当然やってくる。こういった一般的な、年代ごとの心理社会的な発達の特性を背景にとらえながら、その年代ごとで広汎性発達障害によって引き起こされる問題を考えなければならない。

また児童青年期は脳そのものが発達しているという理解も必要だろう。これは主に専門家の問題だが、脳そのものの発達を意識した治療戦略が必要である。なかでも広汎性発達障害に併存する精神症状は、発達段階によって多様に変化するという理解は、薬物療法には必要不可欠である。

成人になれば成人の問題がある。生まれてから死ぬまでの各ライフサイクルに応じて、広汎性発達障害の問題は本当に様々だ。

さらに環境との相互作用という観点からもとらえなければならない。広汎性発達障害の問題は、その人を取り巻く環境にも大きな影響を受ける。クラスにどのような子がいるかで、学校での問題行動がひどくなることもあれば、ほとんど目立たなくなることもある。成人では職場の環境や仕事内容にも大きな影響を受ける。また子どもでも成人でも、家族の言動に大きく左右される。個々人の広汎性発達障害の問題を把握するためには、どのような環境で生活しているかの情報も大切なのだ。

診断はスタート地点である

ここまで広汎性発達障害の診断を難しくする要因を述べてきたが、広汎性発達障害を診断するということは、これらの要因と広汎性発達障害の中心症状との関連を考えるということであり、同時に治療の戦略を考えることでもある。

医学において一般に、ある病気を診断するということは、その病気の治療の方針を決定することでもある。広汎性発達障害の場合においても、当然同じことがいえる。

近年、広汎性発達障害が広く知られるようになった。しかし、診断だけされて放置されているケースも目立つようになってきた。

診断は終点ではなく、支援や治療のスタート地点である。支援や治療につながらない診断は、ただ診断名をつけたというだけであり、広汎性発達障害を「見抜いた」ことにはならないのではないだろうか。

広汎性発達障害を見抜く上で壁になるものは、支援や治療の壁でもあり、しかしそれらを成功へ導くための鍵でもある。

第四章

生きにくさの問題について

「人生のつまづき」と虐待

人は成人すると、就労、結婚、子育てなどを経験する。これらの誰でも経験するような日常的なことに関しても、広汎性発達障害を持つ人は、困難に直面しやすい。

たとえば、仕事に就いて、一度に複数の指示を受けたときにパニックになってしまったり、うまく手抜きをしながら働く同僚を強く批判してトラブルになったりすることもある。結婚生活では、日常生活のささいなことでも自分の思いと少しでも違うことがあれば相手を許しがたく思ったり、ときにはそれが家庭内暴力に至るケースも見受けられる。

広汎性発達障害を持つ人は、このように様々な場面でハンディキャップを背負うことになる。この章では、広汎性発達障害を持つ人の生きにくさを虐待の問題を通してみてみようと思う。

高機能自閉症やアスペルガー障害などの広汎性発達障害では、その基本障害の性質から、対人関係に問題が生じやすいことはよく知られるところだろう。そして対人関係の問題というのは、学校や職場などの社会的な場に限らず、家庭内でもやはり大きなトラブルにつながりやすい。

近年、家庭内の問題として大きな注目を集めているのは児童虐待である。

わが国では昭和八年に児童虐待防止法が制定されているが、一般の社会では一九八〇年代までは児童虐待の問題はあまり認識されていなかった。一九九〇年代に入ってから、悲惨な児童虐待の事件がマスメディアで多く取り上げられるようになった。そこから次第に注目を集めるようになり、今では一般の人にも、身体的虐待や性的虐待のみならず、心理的虐待やネグレクトという言葉が浸透しつつある。

ここで、児童虐待を親子における対人関係の問題ととらえてみると、次のような問いが生じてくる。一般の虐待と、対人関係に問題が生じやすい広汎性発達障害を持つ人の虐待とを比べたとき、はたしてその成り立ちや解決法に違いがあるのだろうか。

この問題を取り扱うにあたり、子どもの側に広汎性発達障害がみられる場合と、親の側に広汎性発達障害がみられる場合のそれぞれについて、どんな形でどのような問題が生じるのかを、いくつかの事例をもとに検討していきたい。

虐待と広汎性発達障害にかかわる報告はこれまでにも散見されるが、虐待の定義がなされていなかったり、虐待が広汎性発達障害を持つ人に与える影響を過大あるいは過小評価したり、定型発達者の場合とはまったく別物のようにとらえていたりする報告もある。

これらの混乱を踏まえ、定義をはっきりさせるために、ここでは児童虐待防止法の法的規定に合致する虐待を対象に、病院や家庭裁判所でみられるような問題が社会的に顕在化したケースをいくつか取りあげて解説する。

児童虐待の定義について

虐待の原因について、一九六〇年代の医学モデルでは、身体的虐待をする親の病理性が問題となった。

一九七〇年代に入ると、親の治療だけでは解決できないことが明らかになり、虐待を誘発する社会に問題が存在するという立場が出現した。そして一九八〇年代に入ると、家族・社会を含めたシステムから虐待をとらえようとする視点へと移行していった。

虐待の問題に対しては、このように様々なアプローチが可能だが、この章の目的である広汎性発達障害との関連を考察するためには、まず虐待とは何かという定義が必要となる。

諸外国では、大人の子どもに対する不適切なかかわりを意味し、虐待より広い概念である「マルトリートメント」という概念が一般化している。

ここでは、わが国の現状に合わせて、児童虐待防止法に規定された以下の四つの行為類型に限定する。

(1)児童の身体に外傷が生じ、又は生じる恐れのある暴行を加えること。
(2)児童にわいせつな行為をすること又は児童をしてわいせつな行為をさせること。

(3)児童の心身の正常な発達を妨げるような著しい減食又は長時間の放置そのほかの保護者としての監護を著しく怠ること。

(4)児童に著しい心理的外傷を与える行動を行うこと。

Mandellらの研究（Child Abuse and Neglect誌，二〇〇五年）では、養育者の報告によると、自閉性障害を持つ子どもの一八・五％が身体的虐待を受け、一六・六％が性的虐待を受けているという。したがって海外においては広汎性発達障害と児童虐待の間には関連性が認められ、広汎性発達障害が虐待を受けるリスクとなっている可能性を示唆している。

広汎性発達障害にともなう臨床的問題の多くは、前述した基本障害（「対人相互的反応の質的な障害」「強迫的傾向」「コミュニケーションの質的な障害」）に由来する。

それに加え、パニックの起こしやすさや注意の問題といった小さな子どもによく見られる症状や、何かにつけて自分が被害者だと思ってしまう被害関係念慮のような合併症も、ときには問題となることがある。

広汎性発達障害を持つ子どもに対する虐待のうち一部は、いわば「二次災害」、すなわち保護者側に〝育てにくさ〟や養育上の自信喪失が生まれることで、その反応として虐待行動が発生するとも考えられる。

発達障害の有無によらず、身体的虐待を受けた側（子ども）は、過敏な警戒状態や防衛反応を発達させやすい。そのため保護者との間に悪循環が成立する。

一方、保護者自身が広汎性発達障害を持つ場合は、二次災害というよりむしろ基本障害の影響で子育てが困難となり、ネグレクトを含む児童虐待へと通じることがある。

子どもの側に広汎性発達障害がある場合

最近では、社会における認識の拡がりにともない、以前よりも広汎性発達障害の診断がつけられるケースが増加している。

広汎性発達障害を持つ子どもの養育には困難をともなうことも多く、診断がついても適切な療育指導がなされなければ、かえって途方に暮れる保護者は少なくない。

もちろん今でも障害に気づかずに、子どもの問題行動を親のしつけの問題として、とくに母親が責められることも多い。しかも、母親が自分の親からも責められたりすると、多かれ少なかれ母親自身が自責の念に駆られるようになり、子育てに自信をなくしたり、場合によってはうつ状態に陥る状況も見受けられる。

事例7

しつけが悪いと責められた挙句に

I子・28歳

I子は結婚五年目で四歳になる長男がいる。

長男が生まれて間もなく夫は仕事をしなくなり、不倫をしていたかと思うと家出をして、一年半もの間行方不明になった。夫の両親が夫を見つけ出し、実家に連れ戻したものの、夫はI子と会うどころか電話にも出なかった。そのため、やむなく家庭裁判所に調停を申し立てた。

夫がいなくなってI子はうつ状態になった。

知人から睡眠薬を分けてもらったりしていたのだが、家裁の調査官がI子の精神状態を懸念し、また本人も、裁判所に精神科医がいるなら精神科治療のことを聞きたいというので、私が面接することになった。

面接をしてみると、I子は夫とのこと以上に大きな問題を抱えていた。子育ての問題である。子どもが「わがまま」で、なかなか人の言うことを聞いてくれないという。

夫の両親からはしつけが悪いとなじられ、保育園の先生からは愛情不足だと責められてきたというI子は、子どもを育てることに恐怖さえ覚えていて、もはや子育てができる状態ではなくなっていた。

そこで長男を診断したところ、広汎性発達障害だった。そのことをI子に告げると、子どもの問題が自分のせいでなかったことに安堵したようであるが、もはや子育ての自信を回復できる状態ではなかった。

結局I子は夫と離婚し、子どもは夫に引き取ってもらうことになった。


この事例は、どうにかネグレクトの一歩手前で踏み止まったケースだが、状況次第ではネグレクトに陥っていた可能性も否定できない。

I子はうつ状態だったので、食事などといった子どもの身のまわりの世話もできず、子どもの情緒的欲求にも応えられない。しかも子育てに対して恐怖感さえ覚えており、子どもを遠ざけようとする。

親自身がうつ状態という精神症状に苦しんでいるため、虐待という言葉を使うのにはいささか抵抗を感じるが、この事例は定義上はネグレクトと心理的虐待にあたる。

この場合、少なくとも母親は早期に治療をはじめ、周囲の者が援助することが必要である。それは、子どもに対する義務であろう。

事例8 叩いてしまうことを止められない

J子・36歳

J子は、不眠、イライラ、抑うつ気分のため精神科を受診した。

一一歳の長男と八歳の長女、ふたりの子どもがいる。ともに自閉性障害の診断を受けており、子どもたちはほかの病院に通院している。

夫はエリートサラリーマンであり、仕事が中心の生活で転勤も多い。子育てには非協力的で、そのうえ子どもたちの障害にも理解がなく、我が子のことを悪しざまに言うこともしばしばだった。

夫の転勤にともない現在の土地に引っ越してきてから一年が経つ。前任地で生活しているときは悩みを分かち合える友人がいたが、今の土地ではそのような友人はできていない。

そのような状況のなかでJ子は次第にイライラが募っていった。そして長女がパニックを起こすと大声をあげて叩いてしまうようになり、それが止められなくなった。ただ、長男には自分と同じ染色体の異常が認められるらしく、それを負い目に感じていて、長男がパニックを起こしても手をあげることはない。

これは、子どものパニックに対して反応的に暴力を振るうという事例で、虐待の定義上は身体的虐待である。

J子は治療開始後、比較的早い段階で長女に対する暴力はみられなくなった。J子の場合、不眠や抑うつ気分などのうつ状態の状況と、身体的虐待の頻度には関連があり、うつ状態の改善とともに、身体的虐待も改善していったと考えられる。

母親に対する医療的介入が虐待防止に役立った事例である。

事例9 隠れて暴力を振るっていた母

K子・38歳

K子は穏やかな性格の女性である。結婚前は保育士の仕事をしていた。

四歳上の夫がいるが、その結婚に際して、K子は周囲から夫の母親の感情が不安定なことを理由に反対された。しかし、それを押し切るかたちで結婚し、二子をもうけた。

現在一〇歳の長女は、アスペルガー障害である。五歳の次女も長女と同じような問題行動が目立ちつつある。

長女は、幼稚園にはなんとか通園していた。しかし自分の思っていることが周囲に受け入れられないと、頭を机にぶつけたり、自分の手を噛んだり、怒り出して暴れたりしていた。

小学一年生になると、体がしんどいと訴えたり、微熱や腹痛といった身体症状が現れた。そのため総合病院の小児科を受診したが、身体的異常は認められなかった。そして五月ごろからは、不登校になる。どこに相談しても長女の体の不調や不登校の原因がわからなかったため、K子は途方に暮れた。

夫は当初、長女の問題を他人に相談することには否定的だった。しかし初めて長女のパニックを目の当たりにして以降、相談先を探すようになった。

地域支援を行っている施設を知人から教えてもらい、相談したところ、施設の相談員とセラピストがかかわることになり、長女は二学期と三学期は、問題を抱えながらもなんとか登校した。

施設の嘱託医の診断も仰いだのだが、この時点では多動や学習障害の指摘は受けたものの、アスペルガー障害の診断には至っていない。

長女は二年生になると、担任の先生が好きだといって、一学期の間は頑張って登校していた。ところがある日、事件が起こった。

給食の時間にクラスメートのひとりが、お茶をこぼしてしまった。そのとき担任の先生が、なぜか微笑みながら「おめでとう」と言ったという。長女はたちまちパニックを起こしてしまった。

これ以降、長女は学校への行き渋りがひどくなった。もともと登校前はパニックがひどく、なんとかそれを治めて登校させていたのだが、このときはさらに「学校がこわい」と言い、まったく行きたがらなくなった。

K子は困り果て、先の相談員に再び相談。そこで私を紹介され、それから私も長女の療育・治療にかかわることになる。

長女の問題は、アスペルガー障害に由来するものだった。改めて支援体制を整え、薬物療法も開始。そして長女は、再びなんとか登校するようになる。

ところがあるとき、長女が相談員とともに私のもとに訪れた。「先生にどうしても話したいことがある」と、相談員に頼んで来たのだという。そこで初めて虐待の事実が語られた。

「自分は悪くないのにお母さんが叩く。この間なんて、お皿を投げつけられた」

後日、K子と長女が一緒に受診した際にそのことをK子に確認すると、渋々その事実を認めた。

そのときK子は、長女の子育てや親族間の問題などに疲れ果て、治療を要するほどのうつ状態になっていた。

K子には、子どもに絶対暴力を振るわないこと、そのためには精神科で薬物療法を含めた治療を行う必要があることを指導した。

母親も向精神薬を飲む必要があるということを横で聞いていた長女は、満足そうな笑みを浮かべていた。

その後、ある時期長女が服薬を嫌がるようになったのだが、事情を調べるとK子も怠薬していることがわかった。

長女の手本になるようにきちんと服薬するようにとK子を指導し、親子ともどもきちんと服薬するようになると、長女は落ち着きを取り戻していった。

長女は小学三年生になると、朝のパニックは認められるもののきちんと登校するようになり、学校では問題行動も見られなくなった。しかし、家庭では相変わらずパニックを起こすため、家庭環境の問題が懸念されていたが、長女自身は自分がなぜパニックを起こしたかを話すことができるまでになった。

一方、K子も子どものパニックが気にならなくなったといい、次第に子どもへの暴力はなくなっていった。

この事例も先の事例8と同様、母親にうつ状態が認められた。ただし、事例8のJ子は、娘に暴力を振るいながらも常に反省をともなっていたが、K子の場合は長女がパニックを起こすから悪いと他罰的である。

K子のストレスは、長女のことだけでなく、夫や夫の母親といった親族間の様々な問題に起因しており、J子より環境要因が複雑である。このためK子の場合はJ子ほど速やかな精神状態の改善は期待できなかったが、地域支援の努力と医療的介入によって長女の状態が安定してきたことにより、身体的虐待の問題は解決した。

広汎性発達障害の中心症状は、「対人相互的反応の質的な障害」「コミュニケーションの質的な障害」「強迫的傾向」である。これらはすべて子どもの育てにくさの原因になりうるが、その程度は様々だ。

共同注意の障害ゆえに〝ひょうきん〟と、皆から可愛がられたり、強迫性の障害ゆえに、ひとつのことに飽きずに熱中し、親が我が子の天才を予感することもある。

一方、ここで紹介した三つの事例では、広汎性発達障害の特徴が、親子間に深刻な問題をもたらしている。

親の側に広汎性発達障害がある場合

当然のことだが、広汎性発達障害を持つからといって、虐待を行いやすいわけではない。なかにはイラつきやすい人もいるが、だからといってそういう人たちがすぐに虐待をするかというと、決してそんなことはない。虐待にならないように、必死でこらえている場合がほとんどであると思う。

繰り返すが、広汎性発達障害を持つ人が虐待に親和性があるわけでは決してない。ただ、広汎性発達障害の持つ特性の影響によって、結果的に虐待につながってしまうというケースも見受けられる。

親に虐待の自覚がない場合でも、児童相談所の調査で虐待と判断された場合には、家庭裁判所に申し出て、子どもを施設に入所させることができる。

最初に挙げる事例は、児童虐待が問題で児童相談所が施設入所措置の承認を家庭裁判所に求めた例である。

申し立てをされた父親は、未診断のアスペルガー障害である。

事例10

日常茶飯事の暴言と暴力

L男・50歳

児童相談所は、L男の長男を施設に入所させることを承認する旨の審判を家庭裁判所に求めた。申し立ての実情は概ね以下の通りであり、虐待の実情をよく示している。

長男は六年前の両親の離婚により、父親（L男）に引き取られている。この六年間、L男はしつけのためだけに限らず日常的に長男に暴力を振るい、木刀や酒瓶で殴打したりしていた。同居の祖母が木刀を取り上げるという場面もあった。長男は、何度かL男に「母親のところへ行きたい」と訴えたが、拒否され続けてきた。しかし、高校を卒業すれば父親から離れられると、長男は考えてきた。

長男は中学に入学したころから、父親からの仕打ちは虐待との認識を持つようになる。そしてあるとき、警察署に自ら出向いて保護を願い出た。

L男は長男が家を出る四カ月前に、二〇歳の女性を自宅に迎え入れているのだが、この女性も長男に対して暴力を振るった。ゲームに誘って宿題をさせなかったり、「お前はそんなことも知らんのか。中学校に行く価値がないぞ」などと揶揄《やゆ》するなど、この女性の長男に対する暴言や暴力的態度は、L男の支持を受けて日常茶飯事となった。さらにL男は、性教育のためと、長男にこの女性の体を触らせたり、一緒に入浴させたりもしていた。

中学の入学式当日には、学校側の説得に従わず、長男にピアスをさせ、茶髪にし、携帯電話を持たせて登校させた。このことによって、早々に長男をトラブルに巻き込んだのだ。また郊外学習に参加させずに学校での自習を強要したり、自宅では連日、小学六年生程度のドリルを夜明けまでさせていた。

警察へ保護を願い出た長男は、児童相談所一時保護所に保護された。絶対に父親のところへは帰らないと決めており、母親のところへ引き取られる手続きが整うまでは、児童福祉施設に入所することも仕方ないと思っている。


これは、アスペルガー障害を持つ親の「共同注意の障害・固執性」の影響で、結果的に様々な虐待へ発展した事例である。

このケースでは、虐待の定義にある四つの類型、すなわち身体的虐待、性的虐待、ネグレクト、心理的虐待というすべての虐待が見られる。

この場合、L男を説得して改善を求めるには、十分な時間が必要であろうから、子どもの福祉を考えるならば、長男をただちに保護する必要がある。

事例11 自分の子どもに興味がもてない

M子・36歳

M子は初診時に、「イライラして夫婦喧嘩をした際に、夫に『お前はおかしいから精神科に行け』と言われたので来ただけ」だと言った。自分では、何も問題は感じないという。

診察の結果、M子は広汎性発達障害と診断されたが、本人に病名は告げずに、イライラをやわらげることを目標にしようと説明して薬物療法を開始した。M子は薬を飲むとなんとなく調子がいいようで、定期的に受診していた。

M子には、中学一年生の長女と小学三年生の長男がいる。

長女は学校で問題行動を繰り返し、教師は手を焼いていたようである。M子の話から推測すると、長女はアスペルガー障害と考えられる。しかし母親よりもしっかりしているところがあり、一度M子が大量服薬したことがあったのだが、それ以降は長女がしっかりと服薬管理をしてくれた。それもこちらから頼んだわけでもなく、「自分が薬の管理をするから、母親に薬を処方してほしい」と頼みに来たのだ。

M子は、長女に対して十分な監督保護が行えているとは言いがたかったが、それでも母と娘は仲良くやっているようだった。

問題は、長男に対する態度である。長男も発達障害が疑われ、現在は施設に入所して一緒には暮らしていない。実は、長男はもともと発達障害の問題で施設に入所したのではなく、M子がまったく育児をしなかったことが原因だった。

なぜM子は長男の育児を放棄したのか。本人によると、妊娠中は生まれてくる子をそれなりに楽しみにしていたのだが、出生した長男を一目見るや否や、一瞬にして興味がなくなったという。そして、その後はまったくかかわりを持とうとしなくなった。

M子に理由を聞いても、自分でも答えることができないようである。好きとか嫌いとかという以前の問題で、長男に対してまったく無関心という感じである。今でも、施設に長男の面会に行くことは、ほとんどない。


これは、広汎性発達障害の特性を考慮しない限りは、理解しがたいネグレクトの事例である。広汎性発達障害を持つ人のなかには、周りから見ると何が理由かさっぱりわからないが、物や人を突然毛嫌いするような人もいる。何かの物が気に入らないのか、何かの出来事が気に入らないのかさえわからない。本人が説明してくれる場合もあるが、M子のように自分でもわからないことも多い。

この場合、「自分のお腹を痛めて産んだ子でしょう」という類の説得を試みようとしても有効ではない。子どもは速やかに保護した上で、親の特性を踏まえた援助の方策を練る必要がある。

「治療できる虐待」のモデルとして

ひと頃、認知症に関しては、「treatable dementia（治療できる認知症）」という語がよく取り上げられた。認知症は一般には治療できないと思われがちだが、認知症のなかにも、適切な病態把握と処置によって比較的短期間に改善する状態があり、治療できるものはしっかりと治療しようという意味合いを含む語である。

虐待についても、当分の間、親子を分離するほかないと考えられがちであるが、広汎性発達障害が関与するケースの多くは「treatable abuse（治療できる虐待）」と考えていいかもしれない。

一九六〇年代よりも精神医学はずいぶん進歩しており、とくにそのころと比較すると診断の詳細化と薬物療法の進歩は著しい。虐待についても、広汎性発達障害の診断が、対応上とても重要であることがわかっていただけると思う。

第五章

「しんどさ」の正体について

広汎性発達障害における自殺の問題

広汎性発達障害を持つ人は、時として周囲から「人の気持ちがわからない」などと思われ、あたかも〝情性欠如〟の人であるかのように誤解されてしまい、不当な扱いを受けることがある。たしかに、広汎性発達障害の中心障害はコミュニケーションの問題を含む対人関係障害であるから、定型発達者から見ればいわゆる情性欠如のように映る場合もあるだろう。

さらに広汎性発達障害を持つ人は、わがままで自分勝手な性格として受け取られ、苦悩とは無縁の存在として誤解されることも多い。しかし、実際には対人関係がうまくいかないことに悩み、自ら精神科外来を受診する人は非常に多い。彼らは彼らなりの悩みを抱えているのだ。それにもかかわらず、これまでは専門家でさえ、「視覚優位」「同時処理の苦手さ」などといった障害の一般的特徴の分析だけに始終し、患者自身の苦悩に焦点を当てることは少なかったのではないだろうか。

ここからは、広汎性発達障害を持つ人の、苦悩の果てのひとつの終局のかたちである自殺という行為について考えてみたい。事例から広汎性発達障害を持つ人の苦悩を読みとっていただき、少しでも理解してもらえたらと思う。そして、最悪の結末である「自殺」という事態を、可能な限り避ける糸口になればと願っている。

事例12 繰り返される万引きとリストカット

G・Y 男性

診断 特定不能の広汎性発達障害

G・Yは両親と妹の四人家族。家庭内に目立った不和はなかった。母親は情感が豊かな感じの人で、息子のこともよく理解していた。妹は、兄の一番の理解者で、それは天性のものともいえるほどで、G・Y本人も妹とは好んでよくしゃべった。

父親とは多く会話を交わすわけではなかったが、父と息子はどこか似ているところがあり、G・Yは父親に好感を持っていたようである。

G・Yは漫画が好きで、牛乳配達をしながら家計を助ける硬派の主人公が登場する漫画に倣《なら》い、牛乳配達をずっと続けていた。そして、その給料で自分でやりくりしながら生活をしていた。また、ホラーと歴史にとくに強い興味を持っていた。本人は宗教にも興味があると言っていたが、それは信条としての宗教ではなく歴史としての興味のようだった。

G・Yの出産は順調で、歩きはじめにも遅れはなかった。初語は二歳ごろと少し遅れたものの、その後の言語発達は問題がなかった。ただ、小学生になっても数の概念が持てなかったようで、母親はずいぶん苦労して算数を教えたという。

小学校時代は友人が少なく、いじめられることも多かった。とくに六年生のときにはひどいいじめに遭い、親が出ていってようやく収まった。

中学生のときに初めて漫画本を万引きした。児童相談所で指導を受けたが、本人がほとんどしゃべらなかったり、すぐに帰ろうとしてクルマに乗り込んだりしたために、十分な指導は受けられなかった。

G・Yは、高校生になっても漫画本の万引きを繰り返した。そして一七歳のときに漫画本の万引きで家庭裁判所での在宅試験観察となる。ちなみに在宅試験観察とは、裁判所で処分を決める際に、すぐに決定するのではなく、家庭裁判所調査官が少年の生活態度などの状況や経過を観察する措置である。

この在宅試験観察のあとは、しばらく問題行動もなく経過していた。

しかし、このころのG・Yの日記には、すでに死のテーマが見られる。

この万引き事件の家庭裁判所での審判直前に、G・Yは再び漫画本を万引きする。そのうえ妊婦の腹部を撫で回すという事件を起こし、この事件のために警察で取り調べられることになった。G・Yはこの取り調べの直後、カッターナイフでリストカットを行った。

その後は、医師の指導のもと自宅で生活を送り、一年近くは万引きをすることもなく安定して過ごしていた。ただこの間にも、本のなかで見つけた「自分に身近なことで苦しむことによって罪を贖《あがな》え」という一節に従って、夕食しかとらないことがあった。

翌年の三月に入り、G・Yは進級ができるかどうかの不安を抱えていた。そのころにまた漫画本を万引きし、リストカットも行う。このため少年鑑別所で保護され、四月に処分保留のまま身柄を釈放されたが、その二日後に、また漫画本を万引きして警察に検挙される。

このとき警察で、G・Yは「少年院に送られる」と言って手を噛むなど混乱した状態に陥り、帰宅後はリストカットやビニール袋を頭から被るという自殺企図が見られた。さらに「鑑別所にいたときから死ぬことしか考えていなかった」などと言って、部屋で毛布を被って震えていた。

そういったG・Yの状況から、今回は少年鑑別所で保護するかわりに、精神科への入院が考えられた。私が診察することになったが、G・Yは次第に落ち着きを取り戻したため、精神科外来への通院で経過をみていくことにした。G・Yはしばらく定期的に通院をして、この時期は安定した生活を送っていたが、しかし、この安定した時期にも、G・Yはどこか罪の意識を感じているようであった。

G・Yがしばしば万引きを行っていた地元の書店では、本人と両親の了解のもと、彼が来店したときにはとくに注意を払って万引きを防ぐようにしていた。

　G・Yは牛乳配達を続けながら、運転免許を取得したり大学に進学したりして、一年程は順調に経過した。ところが、ある時期から、放置自転車を勝手に乗っていったり、他人の家の郵便受けに入れてあっためずらしいクルマの鍵を持っていったりと、ときどき問題行動を起こすようになる。そしてクルマの鍵を持ち去った事件の五カ月後、再び万引きをして書類送検される。

　その直後の診察で、G・Yは自殺企図に対する不安を訴えた。診察場面で彼が進んで話すことは稀なことだったが、そのときは「自分でも（万引きなどの問題行動を）止められない」「（自分が）何をしでかすかこわい」などと、いつもより多弁であった。

　診察後は落ち着きを取り戻したので、両親には自殺企図に注意を払ってもらいながら、自宅で過ごしてもらうことにした。その後、二週間ほどでG・Yは安定し、普段と変わりない生活を送るようになった。

事例13
「なんでこんなことになるのかわからない」

D・C　男性

診断　特定不能の広汎性発達障害

Ｄ・Ｃは両親との三人暮らしだったが、兄がふたりいる。長兄のほうは対人恐怖症といわれていたというが、精神科を受診していないため詳細は不明である。

Ｄ・Ｃは高校時代までは、とくに変わったことはなかったという。浪人して大学に入学したが、大学にはほとんど行かずに三年目に中退。中退後は定職には就かず、土木作業員などのアルバイトをしながら関東や関西の大都市周辺を転々としていた。

二五歳ごろに自宅に戻るが、とくに何をすることもなく部屋に閉じこもり、家族と会話もほとんどせず、食事も家族と一緒にはとらなくなった。両親に連れられて精神科を受診し、半年間の入院生活を送る。

退院後は、再び自宅で過ごし、外来に通院していた。しかし半年経ったくらいから本人は受診しなくなったため、両親から本人の様子を伺いながら経過をみていた。

三〇歳ごろからは、自ら進んで家族と一緒に食事をするようになった。餅つきなどの家族で行うイベントにも参加するようになった。そしてこのころからＤ・Ｃは、歯科医院に通院しはじめる。

この歯科治療は、半年後に終了した。治療最終日に治療が終わったことを告げられたが、Ｄ・Ｃは治療用の椅子から離れようとしなかった。そのため警察に通報され、警察官によってむりやり椅子から引き離され、両親に引き渡された。

その夜、D・Cは窓ガラスを割ってこの歯科医院に無断侵入し、同じ治療用の椅子に座っているところを見つかる。再び警察に通報され、このときも警察官によって椅子からむりやり引き離された。さらに、同日深夜にも同じく無断侵入し、また椅子に座っていた。

三度目のときは警察に保護された。ところがD・Cは、警察署の窓から逃げ出してしまう。しかし、どこかへ逃亡するわけでもなく、自宅に戻って食事と入浴をすませ、入眠していた。翌日、両親と警察に連れられて精神科を受診、入院となった。

入院時、D・Cは強く抵抗したため、隔離・拘束が行われた。粗暴な言動はなかったが、D・Cは拘束の苦しみを訴え続け、過呼吸などのパニック症状を呈したこともあった。

「ただ椅子に座っていただけなのに、なんでこんなことになるのかわからない。(自分は)説明が下手なんです」などと言う。

三日後に拘束が解かれ、約一週間後には隔離も解除された。隔離解除後も、ほかの患者との交流はなく、院内をひとりで歩きまわって過ごすことが多かったが、問題となるような行動は見られなかった。

一〇日ほど経ったとき、D・Cは無断離院したが、自ら戻ってきた。

無断離院の理由について「外の景色が見たかっただけ」と話したが、活気がなく、あとはほとんどしゃべらなかった。

その約一週間後、再び無断離院する。そして、自ら持っていったタオルで首を吊って自殺した。死亡時刻から推定すると、離院した直後に自殺を図ったと考えられる。

生きることにともなう苦痛について

まず確認しておかなくてはならないのは、広汎性発達障害を持つ人は、他人と楽しみを共有できなかったり、感情的な交流ができなかったりすることがあるが、決して感情そのものが欠如しているわけではないということである。定型発達者と同じように苦痛を体験するし、それどころか定型発達者以上に苦痛を体験するかもしれないということを理解しておいてほしい。

広汎性発達障害を持つ人が、ライフサイクルのどの場面で対人関係につまずくかは、個人の障害の程度や持っている能力、また環境との相関によって様々である。小学校でいじめに遭い、その結果登校拒否になる人もいれば、同様のつまずきが中学校、高校で初めて起こる人もいる。また、なんとか無事に学校を卒業しても、さらに対人関係の複雑な社会でつまずき、職場で疎んじられ、会社に行けなくなることもある。

こういった場合は、広汎性発達障害の特徴を踏まえた対処をしなければ、事態はますます悪くなってしまう。事態が悪くなると周りもますます困惑し、広汎性発達障害を持つ人自身の苦しみを理解しようという気持ちが薄らいでくる。そういった悪循環によって、広汎性発達障害を持つ人が自殺したいと思うほど追い詰められることは、想像に難くないだろう。

自分をコントロールできない苦しみ

ここでは、広汎性発達障害を持つ人の苦痛を、その障害の特徴に関連して三つに大別して考えてみたい。

まず一番目として、自分自身をコントロールできないことの苦しみがみてとれる。事例12のG・Yは、診察のときに折にふれてたずねてみると、妊婦の腹部への興味は持続していたのだが、実際に妊婦の腹部を撫で回す行為は一回のみであった。しかし万引きに関しては、何年間も繰り返している。ただ、なんの前ぶれもなく万引きするのではなく、なんらかのストレスがあると非常に万引きを行ってしまいやすい状況になる。

たとえば、G・Yが万引きを行い、その後自殺までしようとした背景には、しばらく休学していた学校に復学する時期が迫っていたことや、当然、審判に対する不安もあったと考えられる。また、このとき指導していた医師の転勤などもあって、親のほうにも不安が募っていた時期でもあった。

そうした様々な事情が重なって、G・Yは結果的に審判前に万引きなどの問題行動を起こしたが、彼はその後も、将来のことで進路の選択を迫られたときなどに不安定になり、万引きを行った。また、牛乳配達をしていたときに職場でトラブルが起こったことがあったが、そのときも万引きした。仕事を真面目にこなすことを認められて集金の仕事を任せられたときにも、仕事の負担が多くなったことがストレスになり万引きをした。

このように、G・Yは何かストレスがあると万引きを行ってしまう。このことは彼自身も理解しているようである。逆に理解しているからこそ、問題行動が止められない自分に対して困惑するのである。

この繰り返される万引きは、広汎性発達障害の特徴である反復的行動と考えることもできるだろうが、事態はそう単純なことではなさそうである。

人の一連の行動というのは、あまり意識せずに行われていることが意外と多い。たとえば、何かを取りに隣の部屋に行ったところ、いったい何を取りに来たのか忘れることがある。何かの必要性が引き金になって目的地へ移動する行動に移るのだが、この「隣の部屋に移動する」という行動自体は、強い意識がなくても「自動的」に行われる。そして「自動的」に行動している間に、もともとの行動の引き金を忘れてしまうのである。

万引きに関しても、強い欲望でなく、何かが欲しいと思いつくことが引き金になって、「自動的」な行動となる。そして意識的な制御がかからないままに、「自動的」に物を取って（「盗って」ではなく）しまうように思われる。

またG・Yは、他人の郵便受けからクルマの鍵を持ち去っている。これは単にめずらしいもの（高級外車の鍵でめずらしいものだったという）が目にとまり、なんとなく持っていってしまったようである。

人間の脳には前頭前野という、思考や理性をつかさどる場所がある。G・Yの万引きやクルマの鍵の持ち去り方をみると、前頭前野からの制御がかかっていないように感じる。もちろん前頭前野のかかわりの議論はさしあたって推測の域を出ないが、ここで重要なことは、G・Yの行動は、おそらくなんらかの脳の問題のために自制困難な状態になると考えられるということである。そしてその誘引としては、ストレスの可能性が高い。

広汎性発達障害を持つ人は、障害の特性を理解していないと気づきにくい強いストレスを持っていることがある。したがって支援としては、まず本人の自制困難な状況に理解を示し、本人にとってのストレスは何かを周囲が見きわめ、ストレスの少ない環境づくりに協力していくことが必要だろう。

避けられないストレスがある場合には、ストレスを緩和する対処法を本人と一緒に考えながら、問題行動を起こさないようにいつもより注意を払うことが大切である。

思考を変えることができない苦しみ

二番目は、変更不能な独自の思考による苦しみである。

事例12のG・Yは、放置自転車を勝手に持ち去っている。このような占有離脱物横領は、広汎性発達障害を持つ持たないにかかわらず、普通にみられる非行である。たいていは歩くのが面倒だからという気軽な気持ちで行うことが多いが、根本的には罪の意識はある。しかしG・Yの場合、放置しているからいらない自転車だと考え、いらないのなら持っていってもかまわないだろうという結論になる。そこには罪の意識はない。そういう事情だから、警察官に注意を受けるなど、問題になると困惑してしまう。

事例13のD・Cは、「ただ椅子に座りたかっただけなのに、なぜこんな目（精神病院の入院）に遭うのかわからない」と、困惑した表情で訴えていた。

これらは、自分たちの常識が一般の常識と違うことに気づかないことからくる困惑である。しかし一般の常識が頭では理解できても、自分のルールは譲れない人もいる。

別のある男性の例だが、ほぼメールだけのつき合いの彼女が、ほかの相手の子どもを産み、この男性と別れることになった。この男性は、別れてから子どもを産むのが順序なのだから、すべてをリセットするべきだと主張し、そうしなければどのような犯罪でも行う覚悟があるとまで言った。この男性は犯罪を起こさずにはいるが、リセットへのこだわりは消えず、ずっとひとりで苦しみ続けている。

前述の苦しみが自分の〝行動〟をコントロールできない苦しみであるのに対し、ここで述べた苦しみは、自分の〝思考形式〟の固さからくる苦しみといえるかもしれない。

広汎性発達障害を持つ人への支援は、定型発達者が紋切り型の理解や解釈をいったん横に置き、ここで述べたような事情にまず理解を示すことからはじまる。

思いが伝わらないという苦しみ

三番目は、自分の思いが伝えられない苦しみである。

広汎性発達障害のなかでも自閉性障害はとくに言語発達に遅れが生じやすいため、この苦しみの問題は自閉性障害を持つ人に目立つ。言葉をのみ込んでしまい我慢することもしばしばで、そのため中学や高校ではいじめに遭ったり、それが原因となって不登校になる場合もある。事例13のD・Cも、自ら「説明が下手なんです」と言っているが、これが精一杯の説明のように思える。支援においては、言葉がなかなか出なくても、忍耐強く時間をかけて悩みをじっくり聞くことが肝要だ。

どうしようもない苦しみを持ち続けていると、気分にも影響が生じてくる。以上の三つの苦しみの場合にも、気分の問題としてうつ状態がともなう。うつ状態は自殺行為の重要な背景となりうることはいうまでもないが、ここで注意しておかなければならないのは、広汎性発達障害のうつには大きな特徴があるということだ。

その特徴というのは、急に深い谷底に叩き込まれるような急激なうつ状態への移行である。しかも、広汎性発達障害のうつの場合、その深いうつ状態からの回復も急激なため、本人の訴えは過小評価されやすい。

自殺という事態に至って、その人の苦しみに気づくのでは遅すぎる。広汎性発達障害では、発達検査でその人の特徴を知るだけでは不十分である。本人が抱えている苦悩や、それに対する反応の特徴を理解しておくこともきわめて重要なのだ。

「生から死への乗り越え」を考える

ここまで、「生きることの苦痛」について考察してきたが、広汎性発達障害を持つ人の自殺には、もうひとつの要因がある。それは「生から死への乗り越え」である。

養護施設で診察していると、広汎性発達障害を持つ児童のなかに、死ぬことを考える子どもが思っている以上に多くいることに驚かされる。成人の患者でも、小学生のときに死を考えて怖くなり、それ以来死については考えないようにしているという人もいた。

事例12のG・Yも、すでに中学生時代の日記に、死にたいということを書いていた。面接でも、いつも死ぬことを考えていると、ときおり述べることがあった。

人は死一般についてはいくらでも語れるが、生々しい自分の死については考え続けることができないという。はたして広汎性発達障害を持つ人にとって、「死」とはどの程度のリアリティをもって迫り来るものなのか。

自殺の第二の要因としての「生から死への乗り越え」を考えるにあたり、この「死」のリアリティは重要な問題だ。

G・Yは、衝動的に自殺を図ろうとした。彼は少年院に入れられることに恐怖を感じていて、とにかく少年院に入ることは回避したいとの思いが強かった。少年鑑別所でも、落ち着いてはいたが、少年院に送られるのではないかという恐怖は常に持っていた。

G・Yは、少年院に入れられるかもしれないという状況に反応してパニックを起こし、そのなかで自殺行為に至ったと考えられる。

精神科に通院するようになってからは、万引きをして店員や警察官に注意されてもパニックに陥ることはなくなったが、書類送検されて検察庁に出頭を命じられたときは不安定になった。

このとき診察場面で「（自分が）何をしてしまうかこわい」と自らの自殺企図に対する不安を訴えた。この不安は、生から死へ容易に乗り越えてしまう「死」に対するハードルの低さの表れである可能性もある。

一方、自殺してしまった事例13のD・Cには、G・Yにみられるような衝動性はない。D・Cがどこで死を決意したのかは知る由もないが、彼は首を吊るためのタオルを用意し、病院の高い塀を乗り越えて外に出て、住宅街を通り茂みへと直行して首を吊った。D・Cは、決意して死を決行したと考えられる。

これらのエピソードを聞いて、どのように感じられただろうか。広汎性発達障害を持つ人は「死」をどのようにとらえているのか、定型発達者と同じように「死」は重く、特別のものとして受け取められているのか、という疑問がわくかもしれない。

D・Cの場合をみると、この先どう生きていけばいいのかわからないから死を選ぶというように、「死」の特異性は無視して、生の苦痛を回避するためだけに短絡的に死を選択しているようにみえる。言い換えれば、容易に生から死へと乗り越えてしまう危険性が感じられる。

別のある男性の場合は、周りの人とのトラブルがあり、もう生きていけないと感じて駅のトイレで首を吊った。しかしうまい具合に紐が切れて駅員に発見され、かかりつけの精神病院に連れて行かれたが、病院に着いたときにはすでに沈んだ様子もなく、「もうしません」と話していた。

これは広汎性発達障害を持つ人の、急激なうつ状態への転化と、死への乗り越えのハードルの低さを、改めて思い知らされる一例である。

最後に、この章は二〇〇四年に『精神科治療学』という雑誌に寄稿した論文をもとにまとめている。この論文を書いたころは、事例12のG・Yは存命だったが、その後、彼は二八歳の若さで、自らの命を絶ってしまった。

主治医だった私が遠方に転勤したこともあって、しばらく病院に通院しなくなり、その間にも万引きのために刑務所の入所と退所を繰り返したという。最後に刑務所を出たあとは、精神病院に入院しながら更生に取り組んでいたようである。しかし、入院中の外泊を自宅で過ごしたのち、精神病院に戻る途中で首を吊って亡くなった。

広汎性発達障害を持つ人の苦しみについて、今以上に、世の中で広く理解されるようになり、少しでも自死が予防できるようになればと心より願う。

第六章

事件はなぜ起こったのか

少年事件と「心の闇」

一見まじめで何も問題のなさそうな少年が、世間の耳目を集める重大な事件を起こすことがある。そうするとマスコミはいっせいに少年の知人や識者に取材をして、少年の「心の闇」は何か探そうとする。しかし、結局のところ「心の闇」は見つかることなく、世間に不安だけを残して事件は風化していく。

「心の闇」を探すということは、「心」が育った環境や生い立ちのなかから事件を起こすに至った心理的要因を探すことであり、非行を扱う現場では、実際にそういった心理的分析から「心の闇」を説明する立場が主流である。しかし、私が以前、家庭裁判所で予備的に調べたところ、約三七％の非行少年が精神疾患との関連を有していることがわかった。このことは、「心の闇」だけでは少年非行は理解できない可能性が高いということを示しているだろう。

少年非行を精神疾患との関連からみようとする立場は、実はそれほど新しいものではない。一時期、すべての非行を精神疾患の症状としてみようとする考えもあったが、極端すぎて広く受け入れられることはなかった。

こういった極端な考えはさておき、それでも少年事件を語る際には、精神疾患の理解は必要不可欠である。

そのなかでも重要なもののひとつが広汎性発達障害であり、この理解がないところでは「心の闇」の読み違えが起こり、少年の更生にとっては大きな障害となる。

非行事例の調査から見えるもの

事件を起こした少年のうち、どれぐらいの少年が広汎性発達障害を持っているのかを調べたことがある。

ある地方の家庭裁判所での少年保護事件記録六四件を詳細に調べたところ、結果は広汎性発達障害が疑われる事例は四件、その可能性を否定できない事例は五件あった。これは記録の上からの調査なので、「疑われる」「否定できない」など控えめな表現を使っているが、臨床経験からして、この九件は広汎性発達障害を持っていると思っている。

この結果からすると、少年事件の一四%が広汎性発達障害を持つ少年の非行ということになるが、これでもって広汎性発達障害を持つ少年が犯罪を起こしやすいということにはならない。一地方の家庭裁判所の、たった六四件の事件調査にすぎないというだけでなく、「事件」そのものの特性にも目を向けなければならないからだ。

広汎性発達障害を持つ少年はときとして、こんなことをすれば当然見つかるだろうということをすることがある。

たとえば、ある駅の駐輪場で自転車を盗んだ少年のケースである。普通はその駅の近くに行くと盗みがばれるのではないかと考えて、その駅に、しかも盗んだ自転車に乗っては行きにくいものだ。ところがこの少年は、平気で自転車を盗んだ駅の駐輪場まで、盗んだ自転車に乗って行き、はたして持ち主に見つかった。

数名の女子児童の胸を触り、強制わいせつで捕まった少年のケースでは、その地域の小学校が警戒態勢をとるなか、毎回同じ場所で犯行を行い、ほどなく捕まった。

ゲームソフトの窃盗で捕まった少年は、盗難防止装置ははずしたが、リュックがパンパンになるまで盗品を詰め込んだ。結果、店員に怪しまれて見つかった。

広汎性発達障害では、いろいろなところに注意を払うことが困難なことがあり、そのため事件が発覚しやすい可能性も否定できない。また、周囲に反省が伝わりにくいこともあって、警察で止まらずに家庭裁判所まで進んでしまいやすい可能性もあるのではないだろうか。

このように、広汎性発達障害を持つ少年の非行は、家庭裁判所が扱う「事件」になりやすい側面が多分にあり、それが調査結果にも影響していると思われる。

次に、調査事例の事件の内容を見てみると、調査事例にはいわゆる「重大事件」はまったく存在しなかった。

九件中八件は、バイクや自転車、ゲームソフトや漫画本などの窃盗である。残りの一件は、学校で飼っている鶏に火をつけてサッカーボールのように蹴って遊んだというもので、器物損壊、動物の愛護及び管理に関する法律違反である。しかし、この事件の首謀者は別にいて、広汎性発達障害を持つ少年はいやいや参加させられたのだった。

日常の診察の経験からしても、広汎性発達障害を持つ少年が事件の首謀者となる心配をすることよりも、悪意を持った者に利用されて事件を起こさないか心配することのほうが多いというのが、私の実感である。

何が「動機」になるのか

「なぜ事件が起きたのか」を解き明かすことは、言い換えれば動機の解明ということになる。「動機」という言葉を広辞苑で調べてみると、「人がその行動や行為を決定する意識的または無意識的原因」とある。これは事件の原因を、心理的要因に求めるものだ。しかし、広汎性発達障害を持つ少年が起こす事件の原因は、こういった通常の〝動機〟という概念には当てはまらない。つまり「心の闇」に原因を求めることはできないのである。

事件は、広汎性発達障害の特性を考慮して初めて、正しく理解することができる。それは単にひとつの事件をどのように考えるかという〝見方〟だけの問題ではなく、少年の更生を考えるためにも必要不可欠なことだ。

まずはひとつの事例から、なぜ事件が起きたのかということを具体的に考えてみたい。

事例14 小学校時代、先生に「喧嘩を売られた」

男子・15歳（中学三年生）
診断 アスペルガー障害
事件名 脅迫

［事件内容］
少年は中学二年生のときに、何がきっかけかはわからないが犯罪に興味を持つようになった。そして、たまたま見つけた本屋で犯罪本を購入してみた。
少年はこのころから、自分の出身小学校のA先生に対して、いたずら電話をかけはじめる。A先生宅の近所の家にも、A先生の評判を落とすような悪口の電話をかけた。さらに、ある事件（誹謗中傷のビラを撒いたあげく殺人に至った）のニュースを見て、A先生を誹謗中傷するビラを撒くことを思い立つ。少年はビラをつくる道具を揃え、実際に数カ月後に、A先生宅の近所に自分でつくった誹謗中傷のビラを撒いて逮捕された。

［事件の背景］

A先生は、少年に恨まれる理由はまったく思い当たらない。それどころか、A先生はこの少年の担任になったこともなく、ほとんどかかわりはなかった。しかし少年のほうには、A先生との間に決着のつかない出来事があった。

少年が小学校に入学して間もないころのこと、給食を食べ終わって遊びに行こうとしたときに、隣のクラスの担任だったA先生に注意された。A先生は残った給食を見て、「あんたが残したんでしょう」などと少年に言ったという。少年は自分ではないことを主張したが、聞き入れてもらえなかった。

下校前に行われる終わりの会では、その日に悪いことをした人の名前をあげることになっていた。その日は少年の名前があげられ、クラスの皆も少年が悪いということに同意した。それ以来、少年は学年全体が自分を〝犯罪者でも見るような目〟で見ていると感じるようになった。

このことは、客観的にどうだったのかはわからないが、少なくとも少年にとっては「事実」として記憶に組み込まれている。他人からみれば単なる過去の事実であったとしても、少年にとっては過去ではない。現在の生き生きとした問題なのである。

少年にはA先生に直接危害を加える気持ちはなく、少年の撒いたビラを見た保護者が学校の内外で噂をたて、A先生が皆から白い眼で見られればいいと思っていた。

また、A先生は警察に届けを出すのではなく、弁護士を通じて話し合いに来るだろうと少年は想像していた。少年はA先生から謝りに来るべきだと思っていたし、今でもそう思っている。A先生が謝りに来たら、「小学一年生のときにそっちから喧嘩を売ってきたんだから、やられても仕方ないじゃないですか」と言おうと思っていたという。

広汎性発達障害の中心症状のひとつである「対人相互的反応の質的な障害」によって、広汎性発達障害を持つ人にとっての事実の見え方というのは、ほかの人からは想像もつかないものになることがある。

小学一年生のときのこの出来事は、給食のときによくある先生の注意だ。あまりにも一般的なことすぎて、A先生が覚えていないのも無理はない。ところが少年は、A先生が喧嘩を売ってきたと思っている。広汎性発達障害の特徴を考えると、先生が注意する以前に少年は喧嘩を売られたことがあり、その場面となんらかの共通性があって、A先生から喧嘩を売られたと感じたのかもしれない。また、A先生の表情を読み違えて、喧嘩を売られたと感じた可能性もある。

理由はなんであれ少年にとっての事実は、「よくある先生の注意」ではなく、「A先生が喧嘩を売ってきた」ということなのだ。

実は少年は、A先生宅の近所にビラを撒いたほかにも、赤いインクで書いた〝殺人予告のような脅迫状〟をA先生に送っている。ただ、少年にはA先生を脅迫する意図はまったくなかった。しかし、この脅迫状は誰が見ても〝殺人予告のような脅迫状〟に見える。

少年が脅迫状を赤いインクで書いたのは、たまたま近くに赤いペンしかなかったためで、それでおどしの効果を高めようとか、そういうことはまったく考えていない。しかし、血の色を連想させるような赤い文字を見れば、今にも危害を受けそうな危機感を感じるもので、誰だって脅迫状だと受け取ってしまうだろう。ところが少年にとっては、あくまでもA先生が白い眼で見られることが目的だった。

「なぜ事件が起きたのか」という疑問を解くもうひとつの鍵は、広汎性発達障害の特性のひとつである「固執性」にある。

少年が持つ広汎性発達障害を知らなければ、この事件はおそらく次のように理解されるのではないだろうか。

〈少年は、A先生が理不尽に自分を注意したことを〝恨み〟に思い、それが動機となって、A先生に対する誹謗中傷のビラを撒いた〉

しかし、はたしてそんな昔のささいなことが〝恨み〟になって、犯罪になるような行為をするのだろうかと疑問に思うのではないだろうか。

この感覚はまったく正しい。

なぜなら〝恨み〟とは心理的要因の強い言葉であり、そして心理的要因としての〝恨み〟を考える場合、少年が犯行に至るには〝恨み〟の強度が足りないからだ。

しかし、そうすると動機がなくなってしまって、まったくわけのわからない事件ということになってしまう。

この事件は、「A先生が喧嘩を売ってきた」ということに少年が〝固執〟していることから起こっている。

少年は、中学三年生の今になって「小学一年生のときに喧嘩を売ってきたから、やられても仕方ないじゃないですか」とA先生に言おうと思っていた。「A先生が喧嘩を売ってきた」ことに〝固執〟しているのである。つまり、この事件の根っこは「心理的要因が希薄な固執性」にあるので、心理的要因から理解する動機とは区別しておく必要がある。したがって、この事件では、一般的な〝動機〟ではなく、心理的要因が希薄な〝動機〟を考えるのが妥当だ。

広汎性発達障害を持つ人の場合、過去の一時点にこだわり、そのことに対する修正を強く望むことがある。現状を解決するために固執の発生時点へ戻り、そこから人生をリセットすることを求める、いわゆる「リセットの要求」ともいえるだろう。

この事件の〝動機〟も、喧嘩を売られた時点への立ち返りを求める「リセットの要求」だと考えられる。

そもそもA先生が喧嘩を売ってきたということ自体、言いがかりとしか思えないと感じるかもしれないが、少年にとってそれは紛れもない事実であり、そのことに決着がつかないと次へ進めないような事柄なのである。

さらに、その〝固執〟がなぜ今になって犯行につながったのかということも、事件の理解には必要不可欠だ。この「なぜ今」の要因を動因と呼ぶことにしよう。

この事件の動因は、「犯罪本の購入」と「誹謗中傷のビラを撒いた事件のニュースを見た」ことである。

広汎性発達障害では、モデルに従って、または触発されて行動を起こすことがある。少年は、たまたま手に入れた犯罪本から要求を満たす方法を見つけ、その方法と合致するニュースに触発されて犯行に至ったのだ。

以上のように、広汎性発達障害を持つ人の非行の場合は、定型発達者の一般的な動機形成などとはまったく違った角度から、事件を解釈する必要がある。

事件を起こした少年の「心の闇」は闇ではなく、広汎性発達障害に対する知識と少年が示した行動によって明るみに照らし出すことができるのだ。そして、そこで初めて再非行を防止できる有効な介入が可能となり、「少年の健全育成」という少年法の目的を果たすこともできる。

また、この事件が起こったのは、まだ一般的に広汎性発達障害が知れわたっていない時期であり、当然のことながら学校でも家庭でも少年の特性に目が向けられることはなかった。現在のように広汎性発達障害の特性に配慮する環境があれば、少年に同じ動機と動因があっても、事件に至らずにすんでいたかもしれない。

「反省」をどうとらえるか

同じ過ちを繰り返さないためには反省することがひとつの条件であるが、広汎性発達障害を持つ人の事件の場合、捜査関係者などから「心から反省しているとは思えない」と言われることがある。ということは、彼らは更生する余地なく、同じ非行を繰り返してしまうのだろうか。

決してそうではない。それに、反省しているかどうかを判断したいなら、まず彼らにとっての「反省」がどういうものか考えることが肝心だろう。

ここではふたつの事例から、「反省」について考えていきたい。

事例15　大麻に強く惹きつけられた少年

男子・16歳（高校一年生）
診断　アスペルガー障害
事件名　大麻取締法違反

［事件内容］

少年は事件を起こす一年ほど前から、大麻に興味を持つようになる。きっかけは、大麻について詳しく書かれた本をたまたま本屋で見つけて読んだことだった。

少年は、インターネットで見つけたイギリスの会社から〝大麻セット〟を購入する。それは、種のほかポンプやライトなど自室でも簡単に大麻を育てられる道具のついた、至れり尽くせりのセットだった。そして少年は、自室のタンスのなかで大麻の栽培をはじめる。

あるとき、少年の親がタンスのなかで栽培されている大麻を見つけ、警察に通報した。

［事件の背景］

少年は幼少期から、興味を持ったものに対して熱心に研究する子どもだった。小さいころは、独楽《こま》とミニ四駆に強い興味を示し、次に釣りやエレキギターに興味を持った。ギターは、日に五時間も弾いていたという。

一般的に、ひとつのことに熱中した時代というのは、少し懐かしさをもって思い返したりするものだろう。しかしアスペルガー障害を持つ人のなかには、いったん興味が移行すると、それに熱中していたという事実すらなかったかのように、まったく気にかけなくなる人もいる。

興味は突然何かに惹きつけられるようにして起こる。それが場合によっては本件のように、違法なものへの関心となって表れることもある。

ただ、大麻は日本では違法だが、国によっては事実上認められているところもある。アスペルガー障害を持つ人の場合、一貫性のないものを受け入れることに困難を示すことがあり、この少年も国によって扱いの異なる大麻の違法性を受け入れがたく思っていた。

また、少年が本屋で見つけた本が大麻の違法性に疑問を投げかける類の本であったことも、犯行に影響していると考えられる。

少年の事件に対する反省は、次のようなものである。

「大麻の使用や栽培に関して悪いことだとは思っていないが、法律があるから今回のような非行はしない」

大麻の使用や栽培に関する少年の認識は変わらないので、事件の反省が見られないと受け取られるかもしれない。しかし、少年は大麻の使用や栽培が日本では違法であるという認識を持っている。しかも、犯罪になるので再非行はしないという。

このように、一般的に期待される「反省」と少年の「反省」がずれるので、周囲はいらだつだろう。しかし、広汎性発達障害を持つ少年たちに、単に一般的な「反省」を押しつけるのではなく、彼らなりの反省を評価し、それをどう利用して再非行を防ぎ、更正させるかが、とても重要なのである。

事例16 捕まらないための秘策「つき合ってください」

男子・17歳（高校二年生）
診断 アスペルガー障害
事件名 強制わいせつ

［事件内容］

少年は、歩道を歩いていたA子さん（当時二八歳）に前方から近づき、右胸を揉んだところ、A子さんが叫んだため逃げ出した。

その後、現場近くで警察官に職務質問され、犯行を認めた。

［事件の背景］

少年は、ある胸の大きなタレントのような人の胸を触りたいと思っていた。あとで述べるように、少年にはある秘策があったので、知らない人の胸を触っても大丈夫ではないかと考えて該当者を探していた。

しばらくは自分の理想に合う女性を探していたのだが、そんな人はそうそう見つかるはずもない。少年の一番の望みは女性の胸を触ることなので、タレントに似ているという条件はあきらめ、胸の大きな被害者の女性に目をつけた。

少年は痴漢もののアダルトビデオを観たことがあり、そのビデオでは痴漢に遭った女の人はじっと我慢していたので、実際もそうなるのではないかと考えていた。

また、少年は女性に嫌がられた場合のことも考えていた。相手に「つき合ってください」と言えば、女性にもてないかわいそうな男の子だと同情してくれて、警察には届けないだろうと想定していたのだ。そんなことを言えばますます事態が悪くなることなど、予想すらしていなかった。

一般的に、女性が痴漢行為に対してアダルトビデオのような反応をみせたり、「つき合ってください」という言葉に同情を示したりすることは、まず考えられない。しかし、この少年は大真面目でそう考えている。これはアスペルガー障害の「対人相互的反応の質的な障害」からくるものである。

はたして、女性は驚いて泣き叫び、少年も自分の思い描いていたストーリーとまったく異なる展開にびっくりして、その場から逃げ出してしまった。

少年は家庭裁判所で、被害者の気持ちについて「人生で初めてやられたことなので傷ついている」、「知らない人に胸を触られて屈辱だと思う」と述べた。しかし、どこか第三者的な発言にも聞こえるため、本当にそう思っているのだろうかと周囲は疑念を抱く。おそらく家庭裁判所にくるまでに行われた警察官などからの取り調べで、そういう言葉が身についたのではないだろうかとも思うが、これらの言葉は形式的で真実味にも欠ける。

一方、少年の自分の将来に対する希望は、「ちゃんと就職して、ちゃんとお金を稼ぐ」というものである。そのことに具体性はないが、自分の父親については、「ちゃんとお金を稼ぐので偉い」と思っている。

これらから、少年は「ちゃんとお金を稼ぐ」ことに大きな価値をおいていると推測される。さらにアスペルガー障害の特性を考慮すると、少年にとって「ちゃんとお金を稼ぐ」ことは〝こだわり〟といってもいい。だから、このことにまつわる話は真実味をもって響く。

少年は事件に対する反省として、事件を起こすと裁判所に行かなければならず、「ちゃんと就職して、ちゃんとお金を稼ぐ」ことに対する妨げとなるので、もう非行はやらないと話す。自分勝手な言い分に聞こえてしまうかもしれないが、「ちゃんとお金を稼ぐ」ことにこだわる少年の真の反省だと考えていいだろう。おそらく、この少年の再非行はないだろうと期待できる。

少年に世間が期待するような反省をさせ、それによって再非行を防止することが矯正教育の一般的なやり方なのかもしれないが、広汎性発達障害を持つ人の場合は、その人の特性に合わせた「矯正」が必要である。

事件において、広汎性発達障害を持つ人が世間の期待する反省に無頓着だったりすると、反省が見られないと判断されることがある。そのことが理由で被害者感情を逆なでしてしまうこともあり、重大事件では世間全体を敵にまわしてしまうこともある。それは、刑罰の重さにもかかわってくるかもしれない。

被害者にとっても、加害者にとっても痛ましいことである。

「殺意」をどう認定するか

広汎性発達障害を持つ人が殺人を犯すことは、当然のことながら稀だ。しかし、広汎性発達障害を持つ人が殺人を犯すと、障害名も併せて報道されるため、広汎性発達障害は殺人も犯す怖い障害だという誤解を招くこともある。したがって、その誤解を解くためには、この問題を避けては通れない。

重大事件が起こると、マスコミなどで犯罪に詳しい専門家と称する人が的外れなコメントをするのを見聞きすることがある。犯罪心理学者のなかには、実際に犯罪者（被告人）とは会ったことがない人もいるという。少年犯罪になると、心理学者だけでなく教育学者や社会学者がコメントすることも多いが、医学的な視点を欠くため、肝心なポイントが見過ごされている場合がほとんどだ。

報道が的をはずしているにもかかわらず、広汎性発達障害を持つ子どもの親は敏感に反応して、自分の子どもも将来、同じような事件を起こしてしまうのではないかと不安になる。広汎性発達障害の特性である共感性や想像力の問題が、親たちにそういった不安を感じさせるのかもしれない。

しかし、実際の事件の背景は複雑で、個々の事件は様々な要因の相互作用で起こっているのであって、単に共感性や想像力の問題だけに帰着できるものではない。

広汎性発達障害を持つ人が起こした事件では、その人にかかわる事柄の関係を広汎性発達障害の特性を考慮して読み解く必要がある。ここでは、そのなかでも重要な「殺意」について、事例から考えてみたい。

「殺意」があれば殺人事件であり、もっとも重い刑ならば死刑なのだから、これはきわめて重要な問題といえるだろう。

少し詳しく述べる必要があるため、ここでは少年事件の色彩を帯びながらも、公開できる二〇歳男性の事例を選んだ。

事例17 女の子を刺して死刑になりたい

男性・20歳

診断 アスペルガー障害

事件名 殺人未遂
銃砲刀剣類所持等取締法違反

［事件内容］
（※以下の事件内容の記述は、個人を特定されないような配慮をしている。また、検察の見方を参考に記述しているため、被告人に殺意があることを前提とし、被告人が広汎性発達要害を持つことを考慮していない書き方をしている。そこで、広汎性発達障害を考慮した場合に、問題になる部分に傍線を引いた。この傍線部こそが、事件がどうして起きたのかを解明するために検討しなければならない部分である。）
被告人は、中学時代は学業成績が優秀だったが、高校時代に精神障害を患うなどしたため、大学進学もままならずにいることに対する挫折感から鬱々とした気持ちを募らせていた。あるとき、その気持ちを晴らすために他人を殺害しようと決意し、地元のホームセンターで包丁と、指紋が付着しないように軍手を購入。その後、被告人はレストランで実母・祖父母と食事をして自宅に帰った。

被告人は、出刃包丁二本と軍手をリュックサックに隠し入れ、午後八時ごろ自宅を出る。刺し殺す相手を探し回っていたところ、午後八時三〇分ごろ、自転車を駐輪しようとしていた本件被害者を認め、同女を殺害しようと決意した。被告人は、軍手を両手にはめた上で、出刃包丁を右手に握り、同女の背後から近づき、殺意を持って、出刃包丁で同女の背部を一回突き刺した。

本件被害者は、刺された直後に近隣の店に助けを求め、同店の経営者が一一〇番通報し救急車で病院に搬送された。本件被害者は、本件犯行の被害により、入院及び通院加療約一二日間を要する背部刺創の傷害を負った。

［事件の背景］

事件内容だけをみると、大学受験に失敗し、気晴らしのために女性を刺した事件と思われるだろう。真面目な優等生が受験に挫折し事件を起こす。世間が受け入れやすい構図かもしれない。しかし被告人の生活史をみれば、この事件の構図がそんな単純なものではないことを理解してもらえるはずだ。

被告人は、幼少時より言葉の問題（遅れはないが、幼稚園に行くまで言葉数が少なかった）やチック症状が現れ、またひとり遊びが目立つなど対人関係の問題も認められていた。

小学校に入学すると友だちもでき、一見すると対人関係の問題が改善されたようにも思われたが、相手の気持ちが理解できないと思わせるような行動もみられた。

小中学校時代は大きな問題なく経過した。小学校高学年からは興味が勉強に向き、中学卒業までいわゆる優等生で、高校は地域では有名な進学校に入学する。

被告人が高校一年生のゴールデンウィークに、佐賀バスジャック事件が発生した。被告人は普段はテレビにはほとんど関心がなかったが、そのときは事件の報道に釘づけになった。

被告人は、バスジャック事件の被害者である女子児童（事件当時六歳）に強く惹かれた。それ以来、性的な意味を含めてその児童のことばかりを考えるようになり、すべてのことが手につかなくなる。逆に、その児童には励ましの手紙を送ったり、会いに行くために児童の家まで出かけたこともある。

被告人はそれほどまでに思いつめ、何をしても苦しかったため、自らの首を絞めるという自殺行為に及ぶものの未遂に終わる。この首を絞めたときに体験した恐怖感のため、再び首を絞めることはなくなったが、その後もほかの方法で何度か自殺を試みようとしている。

高校二年生の六月に、附属池田小事件が起こる。この事件がきっかけで、被告人は血を流す幼女を想像するようになった。幼女の血は神聖なものであり、幼女を刺してその血を飲みたいという考えにとらわれるようになり、常にそのことばかりを考えて、学校の成績も下がっていった。このころから対人関係にも悩むようになり、友人と話していてもバカにされているように感じたり、道を歩いている人から変な眼で見られている気がするようになる。

同年の夏、急に親への不満を感じて一日だけの家出をした。また、「駅で友人を突き落としたい」などと攻撃的な言葉を口にしたこともあり、この時期は精神的に不安定な日々が続いていたようである。

高校三年生の夏ごろには、「とにかくしんどい」と言い出すようになり、七月からは学校を休むようになった。精神科クリニックに通院するが、「死んでしまいたい」「罪を犯して刑務所へ入りたい」と混乱が強く、七月末には入院施設のある病院に転院し、入院する。

入院後も抑うつ状態が続いたが、本人の強い希望により一カ月で退院した。しかし退院後も不安定な状態が続いたので、再度、子どもを専門に診る精神科医のいる病院に転院、通院をはじめる。

翌年（一九歳時）、大量服薬したことをきっかけに同病院に入院するが、約一年で退院可能な状態になり、その後は自宅で過ごしていた。

退院後の初回の診察では、「家で何もすることがなかったときに死んでしまいたいと思った。でも死ねないことにも腹が立つ」「起きていても横になってもしんどい」「やる気や気力がない」などと述べており、医師は軽度のうつ状態と診断している。しかし、次の診察では大学進学に向けての話題が出るなど、比較的精神状態は安定していた。

事件前日の夜、「宅間と同じように小さい女の子を刺し殺して、死刑になりたい」という考えが浮かんできた。両親が不在だったので、そのことを電話で祖父に相談すると、心配して迎えにきてくれた。祖父宅で説得されて落ち着き、その晩はそこで過ごす。

事件当日、昼食を祖父ととり、食後ひとりでゴロゴロしていたら、再び女の子を刺そうという考えが強くなった。夕食は母親と祖父母と一緒に外食することになっていたので、夕食の時間までに刺すための包丁を買おうと考え、実際に包丁と軍手を買って自宅マンションの機械室に隠しておいた。

夕食は楽しく、そのときは女の子を刺そうという考えは忘れていた。しかし、自宅に帰ってから、女の子を刺そうと思って包丁を買ったことを思い出した。

被告人は本屋に行ってくるといって家を出て、小さな女の子を探すが、なかなか見つからなかった。探し疲れたころに被害女性に遭遇し、犯行に及んだ。

ここで殺意の考察に入るわけだが、まず述べておきたいのは、被告人に殺意がないということを強弁しているというふうに誤解されては困るということだ。

一番の目的は、「広汎性発達障害を持つ人は共感性がないので、平気で人を殺してしまう」という間違った認識に異議を唱えることである。この間違った認識の問題は、世間が、というより、本人や家族がそう信じ込んで不安や苦しみを感じていることだ。実際は、広汎性発達障害を持つ人が〝人を殺す〟という着想を持ちやすいわけでは決してない。

また、ここで殺人に関する法律論を云々することが目的でもない。ただ、現在の法律で広汎性発達障害を持つ人に十分対応できているのだろうかという危惧を抱いていることは確かである。

広汎性発達障害の特徴のひとつに、出来事の原因と結果がつながらなかったり、その人独自の因果関係があったりすることがある。

被告人の場合は、「刺す」ことと「死ぬ」ことの因果関係が希薄である。出刃包丁なんかで人を刺したら死ぬだろうと思うのが一般的な感じ方だが、被告人にとっては「刺す」ことと「死ぬ」ことの距離が信じられないくらい遠い。法律的に許されないとか、倫理的に許されないとかという問題ではなく、事実として遠いのだ。

それでは、なぜそんなに「刺す」ことと「死ぬ」ことが離れてしまうのか。

ひとつは、「刺す」ことへの強い興味である。被告人は、刺した感触や刺したときの状態がどうなるかということと、刺して少女の血を飲んでみたいということに強い興味を持っている。「刺す」ことに当てられた強いスポットライトのために、きわめて重大な死の問題でさえ暗闇のなかにあり、意識に上ることがない。

もうひとつは、死そのものに対する意識の違いである。広汎性発達障害では死は身に差し迫る事態というより、自分の死であってもどこか他人事のような距離のあるもののようである。したがって、比較的簡単に自殺しようとしたり、逆にちょっとしたことでやめてしまうこともある。

一般の感覚だと、刺したら死ぬかもしれないと、刺すことよりも一回性の重みのある死のほうを強く意識する。しかし、被告人の場合は、刺すことに強い興味があれば、死のことはまったくといっていいほど意識に上らない。

被告人は、「刺す」ことだけを目的に女性を刺し、相手が死ぬことなどはまったく意識していなかったのだから、被告人には殺意がないともいえる。もちろん、被告人の目的がなんであれ、被害者は死んでしまう可能性が大いにあるわけだから、それでもって殺意と解釈することもできるだろう。

被告人の行為に殺意があるのか殺意がないのかのどちらを選択するかは、最終的には裁判所の判断である。司法の側は、広汎性発達障害を持つ人が一般的な考えからは想像もできないハンディキャップを背負っていることを、真剣に受け止める義務があると思う。

事件の発生を抑止できる可能性も

広汎性発達障害に関する近年の重大事件をみてみると、「身のまわりの出来事を被害的に受け取る傾向（被害念慮）」がしばしば見受けられる。これは相手の言動を悪意に受け取ってしまい、結果、不幸な事件へとつながることがあることを意味している。しかし逆から考えれば、障害が理解されることによって、不幸な事件へ発展することを阻止できる可能性も示唆している。

気分障害などほかの精神障害が併存することも稀ではなく、それらの影響で事件に発展することもある。この場合もまた、併存する精神障害の治療によって、事件の発生を抑止できる可能性がある。

ここで、事例17から、気分障害（抑うつ状態）と事件発生の契機との関連を考察していきたい。事件との関連を考える前に、まず被告人の抑うつ状態の経過をみていこう。

被告人は、高校一年生のときに起きた佐賀バスジャック事件のあとから、被害者である女子児童のことを思いつめ、自殺を図っている。

アスペルガー障害を持つ人のなかには、現状の苦痛を回避するために、比較的簡単に自殺という選択肢を選ぶ人もいる。簡単に自殺という選択をする一方で、簡単にその選択肢を放棄もする。

被告人もこのとき、実際に自分の首を絞めたが、思いのほか苦しかったので、以後は首を絞めて死ぬことは考えないようになった。自殺をあきらめる様子が深刻さに欠けるように見えるが、自殺を図っているときは抑うつ状態である。

被告人は高校二年生になると、「周りの友人と話していてもバカにされているように感じたり、道で歩いている人からも変な眼で見られている気がする」と言うようになる。ここでも抑うつ状態に陥っていたと考えられる。高校三年生時には「とにかくしんどい」と疲労感が明らかで、学校を休むようになり、入院治療を受けるようになった。そして一九歳で大量服薬をして、約一年間入院。退院後の初回診察では、軽度の抑うつ状態を呈していた。

アスペルガー障害での抑うつ状態で注意すべきなのは、一見したところ抑うつ状態に見えないことがあることだ。ちょっとしたきっかけで死のうと思うほど抑うつ的になったり、逆にちょっとしたことで急速に気分が回復したりする。たとえば数学の問題が解けない程度のことで本気で死のうと考えたり、逆に問題が解けた程度でうそのように気分が持ち直したりする。このためアスペルガー障害を持つ人のうつ症状は、見逃されたり過小評価されたりすることがある。

この被告人に話を戻すが、彼にはふたつの強い興味があって、気分によって前面に出てくる興味が変わる。ひとつは、犯罪を引き起こす可能性のある興味で、「小さな女の子に性的行為を行い、刺してその血を飲む」というものである。抑うつ気分のときは、この興味へのこだわりが強くなる。私が被告人の裁判で鑑定を依頼され、初めて拘置所で面接をしたときには、「口にガムテープを貼ったりして、暗いところに連れ込んで、キスしたり触ったりしたい」「拘置所では女の子に抱きついたりできないのでイラつきます」などとしきりに述べていた。

もうひとつの興味は、犯罪の抑制に働くような興味である。「大学に行って一生懸命勉強し、塾や予備校の数学の教師になる」というものだ。

抑うつ気分が見られないときは、「今の精神状態だったら女の子を刺さないと思います」「口にガムテープを貼ったりして、暗いところに連れ込んで、キスしたり触ったりすることはしないと思います」「今ならしません。仕事を大事にしたいんです」という。

広汎性発達障害があるなしにかかわらず、一般的に抑うつ状態のときは未来に目が向けられないものである。今すぐに死にたいと思っている人に、明るい未来の可能性について語っても、死にたい気持ちは消えることはない。強い抑うつ状態の人にとっては、未来は閉ざされてしまっているのだ。

被告人の後者の興味は、教師に「なる」という未来志向的なものなので、抑うつ気分のときには背景に退いてしまうだろう。そして、前者の女の子に対する興味が前景に出てくるため、犯罪が起きる可能性が増してくる。

重要なことは、犯罪を引き起こすような興味を持っていれば必ず犯罪が起こるというものではなく、併存する精神状態が犯罪発生に大きな役割を果たすことがあるということだ。したがって、併存する精神状態の治療が犯罪抑止に大きく貢献することは明らかだろう。抑うつ状態の治療が重要なことはいうまでもないが、完全に治っていない場合でも、本人の抑うつ気分に注目して行動に注意を払っていれば、犯罪のリスクは軽減すると考えられる。

子どもの権利を守るということ

非行もまた、時代背景とともに変化している。それにもかかわらず非行への理解は、依然として古い考えから抜け出せないことが多い。その原因のひとつには、少年事件が非公開ゆえに、事件について議論しにくいことが挙げられるだろう。

非行への理解を深めるためには、少年のプライバシーを守りつつ、正面から真摯に事件について議論することが必要だと思う。そこでは児童精神科医の役割も大きいだろうが、児童精神科医の数は非常に少ないし、もっといえば、児童青年期司法精神医学についての知識のあるものはきわめて少ない。

日本国憲法は、すべての子どもの成長発達権を保障しているのだから、非行を行った少年は、その少年が非行を克服して成長発達を遂げるのに必要なあらゆる援助を受ける権利がある。今の社会は、はたしてそうした子どもの権利を守れているのだろうか。

第七章

司法に強く望むこと

健全な社会常識って？

二〇〇九年、裁判員制度が施行され一般の人が裁判に参加する時代になった。非日常をのぞけるので参加してみたいと考えている人もいるようだが、他人の人生に深くかかわるというのは、非常に覚悟のいることである。しかもまさしく生死を左右するほどの人生の一大事にかかわるのだから、普通の日常生活のなかでは感じたこともないような大変な負担を感じることもあるだろう。

こういった裁判員の覚悟の問題もさることながら、制度自体にも、いまだ様々な問題が山積しているようである。

ここでは精神保健の立場から気になる点を挙げて、さらに広汎性発達障害を持つ者の責任能力の問題についても考えてみたい。

裁判員制度の目的は、「裁判内容に健全な社会常識がより反映されるようになる」ためだそうだ。私は裁判所で医務室技官を務めていたときに、何人もの裁判官に出会っているが、裁判官が一般の人よりも社会常識がないなどと思ったことはない。しかし判決文を読んでいると、普通に考えておかしなことがあるのは事実である。

はたして、裁判という一般の人が不慣れな法律の世界で、一般の人である裁判員が健全な社会常識をいかんなく発揮できるのだろうか。

「誰でもよかった」のひとり歩き

裁判員制度の対象となるのは、放火、殺人・殺人未遂、強盗傷害・強盗殺人、強姦致死傷、身代金目的の誘拐、通貨偽造、危険運転致死、爆弾の使用などの重大事件である。このような事件に対して、一般の人の健全な社会常識は、どのように反映されるのか。

一般の人が、直接こういった重大事件に関係することは、そうそうないだろう。しかし、テレビをつければ毎日のように殺人事件などのニュースが流れ、一般の人にとっても重大事件はめずらしいものではなくなっている。日々のマスコミ報道によって、重大事件に関しても知らず知らずのうちに、なんらかの共通した見方が〝常識〟として形成されていると考えられる。

たとえば、無差別殺人に関しては「誰でもよかった」という言葉がキーワードとなり、そこから犯罪者の心性を考えることがひとつの常識になっている。

マスコミでは、犯人が「誰でもよかった」と言ったことを問題にする。しかし考えてみれば、無差別殺人事件なら特定の人を狙ったのではないので、「誰でもよかった」というのは当たり前である。警察や検察での取り調べのときに、「殺す相手は誰でもよかったのか？」と聞かれたら、犯人は必然的に「誰でもよかった」と答えるだろう。その言葉が捜査当局によって発表され、繰り返し繰り返しニュースで流される。一般の人にとっては、「誰でもよかった」というのは印象的な言葉だから、この「誰でもよかった」が、事件の重要なキーワードとして容易にひとり歩きしはじめる。

そしてニュースは、「誰でもよかった」という言葉の係り結びとして「卑劣な犯行」と締めくくる。たしかに殺人は卑劣な犯行に間違いないが、そのことと裁判とは別で、裁判となると個々の事情の冷静な判断が必要になるはずである。しかし、たとえば無差別殺人の犯人は、すでに〝卑劣な〟人物として、圧倒的に不利な状況のもとで裁判を受けることになる。

本当に犯罪を行ったかどうかは別にして、逮捕されたというだけで被疑者にとってはきわめて不利な状況である。

一般の人が、誤認逮捕というのがあると頭ではわかっていても、逮捕されているのだからきっと何か悪いことをしたに違いないと思ってしまっても不思議はない。そして、その後も情報の出所は、ほとんどが捜査当局である検察か警察なのだ。

残念ながら、わが国には欧米のように独自に事件を調べようとするマスコミはほとんどなく、多くのマスコミは警察や検察という捜査機関からの情報に依存している。当然、捜査当局の不利にならないように情報が制限されるのだから、そういった面でも被疑者にとっては圧倒的に不利だ。とくに少年事件の場合は審判が非公開なので、少年の個々の事情はまったくわからない。わからないものを警戒するのは人の当然の反応であり、少年事件の厳罰化の風潮も自然の流れと言えるだろう。

たとえば「少年は取り調べ中にゲームをしていた」というニュースを聞いたら、一般の人はどのように感じるだろう。おそらく、まったく反省をしていないと憤りを感じるのではないだろうか。この例は実際にあった出来事だが、その事情は次のようなものであった。

供述調書というのは、被疑者が話したことをもとにして、取り調べをした人が作文をしてでき上がる。このとき、この少年はひとしきり話をしたあとで、取調官の作文の時間待ちをしていた。少年は、何も考えずに時を待つのは苦にならない性分だったが、少年が暇そうにしているのを見た取調官は、「暇ならゲームをするか?」と言った。少年は「そんなのできるんですか?」と聞き返した。すると取調官は「できるよ」と言って、実際に将棋ゲームを渡してくれた。少年はせっかくの好意だからと受け取り、将棋ゲームをしながら取調官の仕事がすむのを待っていた。たしかに、「少年は取り調べ中にゲームをしていた」のである。

制限された情報や、どのチャンネルをまわしても同じ論調のテレビニュースなどで形成された「健全な社会常識」ほど、恐ろしいものはない。健全な社会常識を持った裁判員は、「健全な社会常識」と戦わなければならないこともあるだろうが、それは相当なエネルギーを必要とする仕事になるだろう。

司法と精神医学の天秤

日本の刑法は、「行為者が非難可能でなければ処罰してはならない」という責任主義をとっている。しかし、たとえば殺人事件があったときに、一般の人の感覚で「行為者の非難可能性」などという考えが浮かんでくるのだろうか。

検察官による殺害場面のプレゼンテーションを聞けば、被告人の事情などとるに足らない事情として、ときには「身勝手な事情」としてしか映らないのではないだろうか。たとえ被告人が精神障害を患っており、それが事件の発生と大きくかかわっていたとしても、精神障害と事件との関連を理解することは、なかなか難しいのではないだろうか。

話し方や見かけが尋常でない人を見れば、なんらかの精神疾患を患っているのではないかと疑うこともあるだろう。しかしある人を見て、その人の精神疾患に気づかないことのほうが、一般の人にとっては普通だろう。

うつ病を例にとってみよう。

うつ病は、たいていの人が知っている精神疾患である。うつ状態がひどいときには、さすがに家族や周りの人も、ただごとではないと思って病院に連れて行く。治療にも協力的だ。しかし実は、本当にはうつ病を理解できておらず、そのため最後の最後で協力が得られなくなることも多いのだ。

治療が順調で状態がよくなってくると、見かけは病気になる以前と変わらなくなる。でも完全に治りきらないうちは、朝は体が思うように動かなかったり、少しの活動でも疲れやすかったりする。ところが、元気なときと変わらないように見えるから、家族も周囲の人も、状態が悪いときのことは忘れたかのように、それはうつ病ではなくて単に怠けているだけなのではないかと思うようになる。そして家族は、まだうつ病が治っていない人に、病気ではなく〝気持ち〟の問題として、もっとしっかりするようにと言うようになる。

さらに悪いことに、うつ病になる人は真面目な人が多いので、自分自身でも「自分は怠けているだけではないのか」と思い込むようになることがある。結局、もう一歩というところで無理をして、またうつ状態が悪化してしまう。こういう経過は、ほとんどの精神科医が日常的に経験しているはずだ。

精神科医は患者のご家族に対する説明に、かなりの時間を割く。うつ病という世間によく知られている病気でさえ、一般の方に理解していただくには相当な労力を要するし、たとえ頭では理解していても、実際の生活場面で患者に理解のある行動がとれるかというのはまた別問題だ。よく知られた病気のうつ病でさえこういうことが起こるのだから、ほかの精神疾患について一般の人が十分に理解し、しかもそれを責任能力の問題として適切に議論することは、かなり困難なことだと思われる。

裁判員制度では裁判員の負担をできるだけ少なくする配慮がなされているので、おそらくそういった議論は期待されていないのかもしれない。

一番危惧されるのは、検察が起訴前に、検察側に有利な鑑定を行うであろう鑑定人に依頼をしてから起訴し、責任能力の問題はすでに解決済みとして裁判が処理されることだ。そうすれば裁判員の負担は少なくなるだろうが、これまでの精密な刑事裁判が犠牲になる可能性がある。

精神疾患の歴史を振り返れば、ギリシャ時代にはすでに精神疾患の概念が存在していた。しかし、中世ヨーロッパではその概念は影を潜め、精神疾患は悪魔や魔女の仕業と考えられ、精神疾患を患っている人は悪魔や魔女として断罪された。再び精神疾患が権利を取り戻す時代が訪れるが、それと同時に、精神疾患を患っている人の犯罪に対する責任をどう考えるかという新たな問題が生じてきた。

この問題は、決して簡単に解決できるものではなく、司法と精神医学の相互交流のなかで真剣に取り組まなければならない問題であるはずだ。しかし、精神医学には素人の司法の側と、司法には素人の精神医学の側とがうまく交錯することは困難をきわめ、両者の間に緊張状態がともなうことがあった。

その結果、わが国では昭和五八年に、最高裁が「被告人の精神状態が刑法三九条にいう心神喪失又は心神耗弱に該当するかどうかは法律判断であって専ら裁判所に委ねられるべき問題であることはもとより、その前提となる生物学的、心理学的要素についても、右法律判断との関係で究極的には裁判所の評価に委ねられるべき問題である」と判示した（最決昭和五八年九月十三日・判時一一〇〇号一五六頁）。

この判示によって、先の難問の判断は司法の側に引き寄せられたが、それは同時に精神医学的な判断の評価を裁判所に委ねることを意味する。

常識的に考えれば、この職責をまっとうするためには、裁判官と裁判員は精神医学的な判断の評価を下せるだけの能力を有していなければならないが、はたして現在どれほどの裁判官と裁判員が、その能力を有しているだろうか。

とくに広汎性発達障害に関しては、精神医学の専門家でも十分な知見を持ち合わせていることが少ないのに、広汎性発達障害を持つ者の事件を、裁判官と裁判員が適切な判断によって裁けるとは到底思えない。

専門家の判断を無視する素人

医学部に六年間通い国家試験に合格すれば、一応医者にはなれる。しかし、この段階では教科書的な知識があるという程度にすぎない。学生時代の病院での実習で臨床には触れているものの、ひとりで患者さんを診るには程遠い。

医療の現場では、知識に関しても教科書レベルでは不十分で、厳密に評価を受けた医学文献による適切な情報を得て、それを実際の患者に応用していく。これをEBM（evidence-based medicine）――証拠に基づいた医療――といい、現在の医療の主流となっている。ただ、人間というのは複雑で、すべてが証拠（evidence）で片がつくものでもなく、職人芸（art）がものをいうことも多いのが事実だ。日々の臨床場面で経験を重ねることで、一人前の医者に育っていくのだ。

裁判官が医療に関連する事件を取り扱う場合、医学のにわか勉強で得られた知識から、一部の論理的整合性だけで判断すると、とんでもない判決になることがある。

二〇代の男性が、女性の部屋にカメラを仕掛けた事件があった。

女性の身勝手な態度に振り回されていた男性が、ある出来事についてその女性を問いただすと「反省して、家では毎日泣いている」などと言う。しかし、女性の日頃の行動を見ると到底反省しているようには思えなかった。そこで、男性はそれを確かめるために、女性の部屋にカメラを仕掛けたのである。

この事件の被疑者は、専門家が診ればすぐにわかるアスペルガー障害だった。しかし、裁判官は被告人がなんとか対人関係を維持している部分だけを取り出して、それを根拠にアスペルガー障害ではないと結論づけた。

人が生活している以上、なんらかの対人関係が存在するのは当然である。広汎性発達障害を持つ者が有するのは、対人関係の質の問題だ。そういった肝心な部分を理解しないで、専門家である医師の診断（診断した医師は二名で、ともにアスペルガー障害と診断）を、医学には素人の裁判官が否定したのである。病院で肺がんと診断された人を、普通に呼吸をしているから肺がんではないといっているようなものだ。

これは地方裁判所の判決で、控訴審で高等裁判所の裁判官は被告人がアスペルガー障害であることを認めた。しかし、それは非常に形式的なものであり、犯行の理解や責任能力判断にはまったくと言っていいほど反映されなかった。裁判でアスペルガー障害がもたらした影響についてさらに争う手もあったが、勾留期間が長くなることを懸念してそれ以上争われなかった。

アスペルガー障害だから罪を軽くしろといっているのではない。裁判官が、きちんと事実認定できていないことが問題なのだ。

ある判例から浮かび上がるもの

最高裁のホームページに、知的障害を有する男性が三歳の幼児を歩道橋から落とした事件の判決の概略が載っている。

事件の争点に対する判断を読むと、裁判官は知的障害の人のことをまったく知らないというのがよくわかる。普段から知的障害の人たちにかかわっている人が読めば、おそらく怒りさえ覚えるのではないかと思うような内容だ。

弁護人はこの男性が知的障害のみならず特定不能の広汎性発達障害を有していることも主張しているが、裁判官はこれも否定している。鑑定の問題もあるが、それも含めて最終的に判断しているのは裁判官である。

この事件の罪となるべき事実は、次のようなものであった。以下、最高裁のホームページからの抜粋である。

被告人は、障害者の自立支援を行う授産施設に通所し、同施設で実施する活動に従事していたものであるが、同施設内での人間関係が思うようにならないことなどにうっ憤を募らせ、大事件を起して警察に捕まれば同施設との関係を断つことができると考えていたところ、平成19年1月17日午後2時28分ころ、大阪府八尾市a町b丁目c番地所在のA駅前歩道橋上において、同施設の活動の一環として菓子の販売を行っていた際、たまたま同所を通行していたB（当時3歳）を認めるや、同施設との関係を断つために、同児を同歩道橋上から路上に投げ落として殺害しようと決意し、そのころ、同所において、同児を背後から両手で抱え上げ、同歩道橋上から約6・4メートル下のアスファルト舗装の道路上に投げ落としたが、同児に加療約2か月間を要する頭蓋骨骨折、脳挫傷、急性硬膜外血腫等の傷害を負わせたに止まり、殺害するに至らなかったものである。

なお、被告人は、本件当時、知的障害及びこれに起因する激しい心理的葛藤状態のため心神耗弱の状態にあったものである。

先に述べたように、判決では広汎性発達障害が否定されているが、その理由は以下のように示されている。

なお、弁護人には、被告人には、知的障害以外に特定不能型広汎性発達障害の精神障害がある旨主張するが、K鑑定人は、人恋しく、俗世間への興味も旺盛で、細やかに気を遣い相手の顔色を窺うという被告人の対人的能力を分析した上、それらのことは広汎性発達障害の特徴と相反するものであると結論づけており、その説明は十分合理的といえ、被告人の主治医であるF病院の医師Lの公判供述とも整合していることなどに照らすと、被告人に特定不能型広汎性発達障害があるとはにわかには考えられず、本件犯行がその影響によるものとみることはできない。

広汎性発達障害の専門家でなくても、広汎性発達障害を持つ人とかかわっている人なら、この判決内容には呆れたのではないだろうか。「人恋しく、俗世間への興味も旺盛で、細やかに相手の顔色を窺う」ような広汎性発達障害の人などめずらしくもないというのは常識だ。もちろんこれらの特徴は、広汎性発達障害の特徴と相反するものではない。

裁判官のみならず鑑定人も、この特徴をもって広汎性発達障害の反証としているのなら、この鑑定の信憑性が疑われかねない。「被告人に特定不能型広汎性発達障害があるとはにわかに考えられず」というのは、裁判官が広汎性発達障害にかかわっていないから〝考えられない〟のは理解できる。しかし、人の人生を左右するのだから、知らないではすまされない問題だろう。

鑑定時の知能検査（WAIS-Ⅲ）による被告人の知能指数は五六であった。弁護人は、「被告人には知的障害のために質問者の期待する答えに迎合する側面がある」として、「被告人の捜査段階における供述調書は、かかる障害特性になんらの配慮もなされずに作成されたものであるから、その任意性及び信用性には重大な疑問がある」と主張している。被告人がいわゆる誘導尋問にのりやすいという弁護人の主張は、知的障害を知るものにとっては常識だが、裁判官はこの主張を認めていない。

裁判官は障害については素人なので、供述調書からの判断では無理なことがある。事実を本当に知りたいのであれば、取り調べの場面をビデオに撮り、専門家を交えた議論の場を設けることが必要なのではないだろうか。

「Bを抱きかかえたところの真下ぐらいにはバス停があり、同児が停車しているバスの屋根に落ちる可能性があったことから、そうならないように移動してから同児を落とした」と被告人が供述していることで、裁判官は「被告人は、Bを車道上に直接落下させることでより強い衝撃を与えることを認識していたことはもとより、それを積極的に意図していたものと認めるのが相当である」と、〝強い殺意〟を推認している。しかし、もし被告人が特定不能型広汎性発達障害を有し、知的障害が併存しているとすれば、被告人のこの供述を聞いた専門家が〝強い殺意〟を推認するだろうか。むしろ、Bがバスに当たるとかわいそうとか、バスが凹むからとか、バスに乗っている人に迷惑をかけるから、などということを被告人は考えたのではないだろうかと頭に思い浮かべてしまう。

このように、広汎性発達障害を前提にするかどうかで犯行の理解は正反対となる。はたして被告人の供述内容が〝強い殺意〟以外を示している可能性の考察はなされたのか。

専門家は、障害の特性を踏まえてインタビューをしながら、事実がどうなのかを考える。障害の特性を踏まえないと、事実が歪む。そういった認識が裁判所にはどれくらいあるのだろうか。

以上は、ホームページに公開されている判決文を読んで、いくつか思うところを書いてみたものである。もし被告人が少年なら、審判は非公開で情報もほとんど外に漏れることはなく、審判の内容が批判されることもない。批判がないところに進歩はない。

責任能力における「責任」とは

責任能力というのは精神鑑定で決められるものと思っている人もいるだろうが、心神喪失や心神耗弱は司法判断なので、鑑定人はその判断材料を提供するだけである。もちろん鑑定人が心神喪失や心神耗弱について明言することは差し支えないが、それを決めるのは鑑定人ではなく裁判官と裁判員だ。

裁判員制度では、鑑定人も一般の人にわかりやすいように説明するよう努力しているだろうが、責任能力の概念や問題点を知らない人に一から説明するには限度がある。また、そこに広汎性発達障害の問題が絡んでいる場合には、理解してもらうのはかなり困難で、さらに知的障害や気分障害の問題が合わさることも稀ではないから、短時間ですべてを説明することは相当困難な仕事だろう。

しかし、裁判員になれば人の人生を左右する重責を担うのだから、裁判員の側も、ある程度は前もって準備する必要があるのではないだろうか。

日常でも〝責任〟という言葉はよく使われると思うが、「責任能力」というときの〝責任〟という言葉の意味を、はっきりさせておく必要がある。

聞き慣れない言葉かもしれないが、この場合での〝責任〟とは、行為者に対する「非難可能性」をいう。行為者は、犯行以外の適法な行為が可能であったにもかかわらず、それをしなかったから非難される。したがって責任能力というのは、簡単にいえば、行為者が犯行以外の適法な行動をとれるかどうかの能力である。そしてそういう能力が疑問視される状態が、心神喪失や心神耗弱という状態である。

では、心神喪失や心神耗弱の状態というのは、いかなる状態をいうのか。まず理解の手がかりとして国語辞典を見てみよう。

広辞苑では「心神喪失者」というのは「精神機能の障害のため意思能力を欠く状態にある者」とあり、「心神耗弱者」というのは「意思能力はあるが、精神機能の障害のため、その結果を正しく認識しえずに行為をするおそれがある者」とある。どちらも「精神機能の障害のため」とあるので、精神機能の障害の有無が責任能力の有無にかかわるらしいということがわかるだろう。

この「精神機能の障害」というのが生物学的要素といわれるもので、責任能力を考えるうえで必要な要素のひとつである。

さらに心神喪失については「意思能力を欠く状態」が、心神耗弱については「意思能力はあるが、その結果を正しく認識しえずに行為をするおそれがある」というのが、責任能力にとって問題となる状態である。

この状態を問題にするのが心理学的要素といわれるもので、平たく言えば、善悪の判断がつかない状態ではなかったのか、あるいは悪いとわかっていたが止められない状態に陥っていなかったかが問題となる。

この心理学的要素が、責任能力を考えるのに必要なもうひとつの要素である。

「善悪」を判断する能力について

このように責任能力の問題は、「生物学的要素」と「心理学的要素」について考えるのだが、ここでも広汎性発達障害の特徴を考慮した議論が必要となる。

まず「生物学的要素」についてだが、広汎性発達障害を持っていれば、これを満たすといっていいだろう。

広汎性発達障害は、疾病の国際分類（ＩＣＤ-10）の「精神および行動の障害」のなかに記載されている疾患であるから、「生物学的要素」の資格は十分にあると考えられる。ただ、「障害（生活上のハンディキャップ）」に目を奪われると、「疾患」であることを忘れてしまうこともあり、「生物学的要素」であることに疑念が生じる可能性もある。

ある疾患がどの程度まで生物学的要素になりえるかは、根本的かつ大きな問題なので、広汎性発達障害についてもその議論がなされるべきなのかもしれない。だが、それを議論する土壌はまだまだ整っていないように思われる。

わが国の刑法と司法精神医学は、ドイツの影響を大きく受けている。旧西ドイツ刑法五一条では責任能力の生物学的要因として、意識障害（Bewußtseinsstörung）、精神活動の病的障害（krankhafte Störung der Geisttestätigkeit）、精神薄弱（Geistesschwäche）を規定しているが、その定義や内容はドイツ司法精神医学にとって根本問題であり、深い議論がなされていた。しかし、現在の精神病理学の低迷を考えると、かつてのドイツでなされたような議論が、わが国でなされる日が本当に来るのだろうかと危惧してしまう。

次に「心理学的要素」について考えてみる。

心理学的要素では「事理弁識能力」と「衝動の制御能力」というふたつの能力に関して評価することになるが、広汎性発達障害ではその障害特性から、ここで特殊な事情が生じてくる。「事理弁識能力」は、物事の善悪がわかるかどうかの能力である。これは知的な問題や幻覚・妄想がなければ問題にならないようにみえる。しかし広汎性発達障害では、「悪い」ということはどういうことかといった根本的な問題についても、見直さなければならない事態が生じる。

「法律的に悪い」と「モラル的に悪い」

ここでもう一度、第六章で挙げた、女性の胸を触って強制わいせつで逮捕された高校二年生の男子の話（事例16）を思い出してほしい。

少年は、被害者の気持ちについて「人生で初めてやられたことなので傷ついている」と述べ、反省しているとはいうものの、本当に悪いことをしたという気持ちは第三者に伝わりづらい。

また同じく第六章で取り上げた、女性を刺して殺人未遂で逮捕された二〇歳の男性（事例17）も、聞かれれば刺したことは悪いというが、本当に悪いとは思っていないようにもみえる。

広汎性発達障害を持つ者の犯罪では、「反省の言葉は述べるものの、真に反省しているとは思えない」と関係者が口を揃えて言うことが多い。このことが、裁判では被害者感情を逆なでしたり、裁判官の心証を悪くすることになったりすることもある。

ここに挙げたふたつの例では、両者ともに本当に悪いとは思っていないようにみえる。しかし、両者ともに警察に捕まらないように手立てを考えている。捕まらないように手立てを考えるということは、「悪い」という認識があるということだ。だから、彼らが「悪い」ということについてどう感じているのだろうかという疑問が生じてくる。

その答えの鍵は、英米刑法における現代的責任能力の基準の草分けであるマックノートン・ルールにみられた問題にある。簡単に説明すると、「悪い（wrong）」の意味を「モラル的に悪い（morally wrong）」と「法律的に悪い（legally wrong）」に分けて考えてみるということだ。

広汎性発達障害を持たない人の場合は、「モラル的に悪い」と「法律的に悪い」は概ね調和していると考えていいだろう。「モラル的に悪い」ことをすべて法律で取り締まることはないが、少なくとも「法律的に悪い」ことは「モラル的にも悪い」と多くの人が思わなければ、法律がもたない。ところが、広汎性発達障害を持つ人の場合では、ふたつの「悪い」は調和しないことがある。

どういうことかというと、広汎性発達障害の有無にかかわらず、「法律的に悪い」という認識を持っているのは普通である。むしろ「法律的に悪い」という認識でいえば、広汎性発達障害を持つ人のほうが、法律を厳格に遵守することも稀ではない。たとえば、制限速度五〇キロのところを絶対に五〇キロ以上の速度では運転しないといった具合である。

先に挙げた女性を刺した二〇歳の男性の場合では、犯行の際に指紋を残さないように軍手を用意するなどして、逮捕されないように配慮している。

彼は、人を刺せば逮捕されることは認識しており、自らの行為が「法律的に悪い」ことはわかっている。しかし、知識として「法律的に悪い」ということをわかっていることと、「モラル的に悪い」と思えることとは同じではない。

それでは「モラル的に悪い」ということについてはどうなのか。

広汎性発達障害を持つ人の場合、「モラル的に悪い」という「悪い」の認識が一般的な感覚とずれることがある。だからといって、広汎性発達障害を持つ人は常識や倫理感がないために何をするかわからないというような誤解をしてはいけない。ここで使っている「モラル（moral）」という言葉は、単なる道徳や倫理といった意味ではないからだ。

広汎性発達障害の「モラルのずれ」というのは、共通認識のずれに近く、倫理的な色合いを薄くして解釈すべきものである。端的にいうと、これは倫理の問題ではなく認知の問題であり、「モラルのずれ」とは「認知のずれ」である。

以上のように「法律的に悪い」と「モラル的に悪い」は、ふたつの次元の違う「悪い」である。先の例に戻ると、女性を刺した二〇歳の男性は、刺すということに対しては一般の人が感じるほど十分には「モラル的に悪い」とは思っていない。しかし「法律的には悪い」と思って、警察に捕まらないような行動をとる。このようなふたつの「悪い」が調和しなかったとき、物事の善悪がわかるかどうかの能力（事理弁識能力）は、どう考えられるのであろうか。

現在のところ、ここから先は裁判官と裁判員の仕事だが、「警察に捕まらないように逃げたから事理弁識能力がある」という幼稚な話だけは、避けてほしいと思う。

「衝動」とどう向き合っているか

衝動の制御能力に関しても考え方の転換が必要になることがある。

一般的には、衝動が高じて制御能力を超え犯罪を行うと考えられ、その衝動が抗いがたいものかどうかが争点になる。それに対して広汎性発達障害を持つ人の場合では、同程度の衝動が持続するなかで、制御能力が低下して犯罪に至る場合があり、その制御能力の低下をどう評価するかが問題となる。

包丁で刺して被害者を死に至らしめた被告（男性・二〇歳）の事例で考えてみたい。

事例18 「殺人を犯すに違いない」強迫観念が衝動に

男性・20歳
診断 アスペルガー障害
事件名 殺人

男性は、中学三年生から不登校になり、卒業後も高校に進学せずに自宅でゲームなどをして過ごしていた。外出もほとんどせず、引きこもる日々が続いていた。

日中は外出しにくいということで、父親が夜釣りに連れて行くようになった。それからは、夜はひとりでも出かけられるようになり、昼間もときどき母親のクルマで本屋まで連れて行ってもらい、立ち読みすることもあった。

その本屋でたまたま手に取った本がきっかけで、男性は人を殺すということに強い興味を覚えるようになった。どういう人が殺人者になるのだろうといろいろな犯罪本を読み漁ったところ、多くの殺人者には自分の境遇と共通点があった。そのため男性は、自分もいつかは殺人を犯すに違いないと思うようになった。

一九歳のときに、自宅でお酒を飲んで暴れることがあったために精神科を受診するようになり、広汎性発達障害の診断を受けた。しかし診察の場面では、人を殺すことへの興味を話すことはなかった。

事件の夜、男性の家のすぐ近くの堤防で、男女のグループが談笑していた。自室でバラエティ番組を観ていた男性は、自室に隠していた包丁を持って家を出て、堤防にいた男女のグループに近づき、犯行に及んだ。

この男性は、「人を殺すこと」への固執と「いつかは殺人を犯すに違いない」という強迫観念が殺人への衝動となり持続していた。

男性は、昼間は家に閉じこもり、夜になると散歩に出かけるのだが、夜の外出時には常に包丁を隠し持っていた。しかし、持っていただけで殺人を実行してはいないので、ここまでは殺人への衝動はなんとか制御されていたと考えられる。

ところが、ある時期に家庭環境の変化があり、男性は少しいらだつことが多くなった。同じころ、通院していた病院に受診日に行くと、急な主治医の変更があった。その変更が一時的なものなのかどうか病院に聞いても教えてもらえず、男性の精神状態はさらに不安定になっていった。

事件を起こした晩、男性はひとりでバラエティ番組を観ていた。番組の出演者の笑い声を聞いて、突然、中学生のときに同級生に笑われた嫌な思い出がフラッシュバックのように蘇ってきたという。そのとき、近くの堤防では複数の男女が談笑していた。実際に彼がその男女の笑い声を聞いたのかどうかはわからないが、包丁を持って家を出て、本件犯行に至った。
この事例では、衝動が高じたと考えるより、制御能力が低下したと考えるほうが自然である。もちろん、心神喪失や心神耗弱に相当するほど減弱の程度が〝著しい〟のかどうかは裁判所の判断であり、やはり裁判官や裁判員の仕事だ。

責任能力は古くから議論されてきた大変難しい問題である。しかし、広汎性発達障害が関係する事件では、その難問が存在しないかのように取り扱われることが多い。事実認定の問題でもそうなのだから、責任能力の問題において広汎性発達障害が公正に取り扱われるのは遠い道のりのように思えてしまう。

裁判員制度が導入され、審理のスピードが重視される昨今の傾向に、はたして広汎性発達障害の問題が正当に扱われるのかという強い疑念を抱いている。スピードを出しすぎると視野狭窄が起こり、景色全体が見えなくなってしまうのではないだろうか。

第八章

診療の現場で考えてきたこと

「個性」か「障害」か

最近では、本屋に足を運ぶと、自閉性障害やアスペルガー障害の一般向け書籍が多く並んでいるのを目にする。広汎性発達障害という障害が、次第に認知されるようになってきた。しかし多くの人が知るということは、それだけ誤解も広まる可能性があるということであり、広汎性発達障害の「実体」がぼやけてしまう危険性があるということでもある。ちなみに医学的な「実体」というのは、医学的に明瞭に区別できる疾病あるいは状態のことをいう。

広汎性発達障害という用語は、ＤＳＭ‐Ⅲ（一九八〇年）で初めて用いられた。これは米国の児童精神科医であるレオ・カナー（Leo Kanner）による、一九四三年の報告に端を発していることはよく知られている。

実は精神疾患というのは、様々な議論の末、別の精神疾患の一部に組み込まれたり、ひとつのまとまりであることがはっきりせず消滅するなど、時代とともに変化するものである。

近年、日本の児童青年精神医学会での演題の多くが、広汎性発達障害を扱ったものである。このように長きにわたって議論の対象として耐え抜いてきているところからみても、広汎性発達障害を医学的実体として認めることが妥当であろう。

病院に行くと、なんでも病名がついて病気にさせられるという人がいるが、病名をつけるということは医者にとっては結構覚悟がいるもので、そんなに気楽なものではない。医学的実体を感じとることができて初めて、広汎性発達障害という病名をつけることができるのである。

広汎性発達障害は個性であるという言い方をすると聞こえはいいが、障害の持っているハンディキャップを過小評価してしまうことにもなる。個性はハンディキャップではないが、障害はハンディキャップである。医学的実体としての広汎性発達障害のはっきりとした認識のもとで初めて、より有効な治療や支援がはじまるのだ。

広汎性発達障害を持つ子を「育てる」

一九四四年、オーストリアの小児科医であるハンス・アスペルガー（Hans Asperger, 一九〇六〜一九八〇）が教育上特別な配慮を必要とする子どもたちについての報告をした。それが現在の広汎性発達障害の下位分類のひとつであるアスペルガー障害（アスペルガー症候群）につながっている。

このように広汎性発達障害は、もともと教育の問題と大きなかかわりを持っていた。わが国では二〇〇七年四月に特別支援教育が実施され、広汎性発達障害をはじめとする発達障害に対する教育上の支援がようやく行われるようになった。当初は心配な船出であったが、現場の先生方の頑張りがあって、教育がいちばん成果のあがっている分野ではないかという印象を持っている。

もちろん、まだまだ発達障害の支援の必要性を認識していない現場も多い。「支援をしてほしかったら公立の学校に転校してください」とまで言い切った、ある私立学校も実際に存在する。しかし一方では、「うちは積極的に発達障害の生徒を受け入れています」という私立学校も現れている。

私は、診察に訪れた子どもの担任の先生とは、できるだけ会うことにしている。親や先生が連携を拒否する場合は会うことはできないが、学校からの紹介で受診されるケースが多いこともあって、これまでほとんどの先生と会うことがかなっている。

学校の先生から直接、子どもの学校での様子を伺うと、その子の学校での状況が把握できると同時に、先生がこの子をどう見てどう接しているのかがわかる。先生から話を伺ったあとで、心理検査の結果を一緒に検討する。すると子どもの持つ障害特性がより鮮明になってきて、最初には話されなかったことや、さらに具体的な学校での状態が先生から語られることもある。

小一時間程度の面談のあとは、私も学校の先生もそれぞれの立場で子どもの理解が深まっている。そういった理解を深めていく〝運動〟のなかで、先生は自ら学校での支援を見出していき、私は親への障害の説明も含めた治療の方針を固めていく。こうしたことは、書面のやり取りだけではなかなか生み出されない。

親との間でも、こういった意味での〝運動〟が大事だ。病院を受診する段階で、ある程度想定しているとは思うが、やはり親にとって「障害」という言葉はきつい。障害と言われたらどうしようという気持ちと、障害でないと言われたらどうしようという気持ちが心のなかに同居するのはよくあることだ。

広汎性発達障害は、最初に来られたときの簡単なやり取りで診断がつくこともめずらしくないが、私は病名の告知は、相手の受け入れ態勢をみながら行うことが重要だと考えている。先に広汎性発達障害を安易に個性ということの問題を指摘したが、受け入れ態勢を整える過程で、個性という言い方をすることも必要になることがある。しかしそれはあくまでも、障害の受け入れという方向性を持った〝運動〟のなかでの話だ。さらに告知に際して重要なのは、告知も治療や支援の方向性を持った〝運動〟のなかで行うことである。

要は、広汎性発達障害の診断名だけ告げてもなんの解決にもならないということだ。知能検査の紋切り型の解釈だけでは、広汎性発達障害の問題には太刀打ちできない。一つひとつの問題を、広汎性発達障害の特性を考えながら理解していき、少しずつでも理解を深めていくことが大切だし、そこから有効な支援が生まれてくる。支援も治療のうちで、広汎性発達障害においては、医者だけでなく親も教師も治療者なのである。

広汎性発達障害は生まれつきの障害なので、「生まれつきのものなら、治らないのではないですか?」という質問を受けることがある。

広汎性発達障害の治療とは、障害とうまくつき合えるようにすることである。そのために、本人自身が障害を自覚するように導いたり、周りの理解を促して環境を整えることが必要だったりもする。もちろん、薬を飲むことが必要な場合もある。その大前提として、まず障害を認めることが肝心なことだと思う。

小さいころはすぐにパニックを起こして叫び、物を壊していた子が、徐々に問題行動が治まり頑張る力を身につけてきた。最初は日々泣きながら暮らしていたお母さんが、「先生、この子を産んで本当によかったです」と言って、私の前で昔とは違う涙を流した。もちろん、その後も順風満帆とはいかないが、その子は一つひとつ着実に、たしかに成長していっている。成長を見守る親御さんには、いつも頭が下がる思いである。

障害とうまくつき合えるようになったときに、「治った」といってもいいのかもしれない。

「診る」とはどういうことか

発達障害の診断や支援には、臨床心理士がかかわることが多い。「発達障害を診ます」という病院やクリニックのなかには、臨床心理士に丸投げしているようなところもあるようだ。「心理検査をすれば発達障害の診断ができる」と思っている医者の不勉強も問題だが、「心理検査をすれば発達障害の診断ができる」と思っている臨床心理士がいるのには驚く。

私が勤務する病院には、スクールカウンセラーからの紹介で来院する子どもも多い。カウンセラーには、支援の一翼を担ってもらうこともある。発達障害に対して相当な知識があり、信頼のおけるカウンセラーがいる一方で、臨床心理士のなかに発達障害に対して妙に反発心を持つ人がいるのは困ったことである。

地域のふたりの臨床心理士が発達障害ではないといったが、巡回の臨床心理士が発達障害の疑いを持ち、そのアドバイスで担任の先生が私のところへつないだ子どもがいた。その子は、広汎性発達障害の診断がついたあとはきちんと支援を受け、問題行動もなく学校生活を送っている。

わからなければわからないで仕方ないが、臨床心理士が「発達障害ではない」と言い切ってしまうと、学校の先生が動けなくなって支援の芽を摘み取ってしまうことになる。最近は便利なチェックリストがいくつか現れているが、診断は最終的には医師が担っていることを関係者は改めて認識する必要があろう。

また、「子どもの成長を見守りましょう」という心地いい言葉にも気をつけなければならない。子どもの成長を見守るということは、子どもに対してできることをすべて行った上で「見守る」ことであり、何もせずに放置しておくことではない。子どもの成長は待ったなしであることを、肝に銘じるべきだ。

広汎性発達障害に対して拒否的な臨床心理士がいる一方で、臨床心理士だけで過度に抱え込む人たちがいる。

広汎性発達障害の問題は、広汎性発達障害だけを扱うのではない。また、広汎性発達障害は発達心理学だけの問題ではなく、精神医学全体からとらえるべき問題だと認識する必要がある。

たとえば、コレステロールが高い高脂血症という疾患がある。その高脂血症が原因で高血圧になる場合もあるが、高脂血症とは無関係に高血圧になることもある。だから高脂血症を診るということは、血圧などほかの身体状態にも注意を払うことなのだ。

広汎性発達障害では、対人関係がうまくいかずに二次的に抑うつ状態を呈することがよくある。また、広汎性発達障害とは関係なく抑うつ状態を示すうつ病にかかる人もいる。もちろん、子どもでもうつになる。

広汎性発達障害を持つ子どもが、抑うつ状態で不登校になっている場合に登校刺激をするべきか控えるべきかという問題においては、それが二次的な抑うつ状態なのか、それともうつ病なのかが大きなポイントとなる。この判断は、ちょっと臨床心理士には難しい。おそらく小児科医にも難しいのではないだろうか。発達障害を精神科医以外が診る場合、精神症状が見逃されていることも少なくないからだ。

広汎性発達障害の問題には、薬物療法が役に立つことも多い。ただ、「広汎性発達障害に対してはこの薬」という単純なものでは決してないので、薬物療法の有用性があまり知られていないかもしれない。とくに子どもに対する多くの向精神薬の使用は、個々の医師の責任のもとで行われているのが現状で、正直、職人芸に拠るところも多い。

医師のなかにも向精神薬の使用を好ましくないと思う人がいるようだが、薬の処方は医師のみに許されるのだから、そのメリットの可能性を頭ごなしに否定することは、医師として不誠実なことではないかと思う。

なかには薬を使わないとどうにもならないことがある。たとえば広汎性発達障害にAD／HD（注意欠如・多動性障害）の多動が併存している場合などだ。広汎性発達障害の対応では、パニックや興奮状態のときはできるだけそっとしておき、少し落ち着いてきたところで、なぜパニックや興奮状態になったのかを本人と一緒に振り返りをすることが重要で、そうすることでパニックなどが徐々に減ってくる。しかしAD／HDの多動の要素があると、振り返りを行おうとする前にどこかへ行ってしまうので、まったく問題の解決にはつながらない。「コンサータ」や「ストラテラ」といったAD／HDの症状を改善する薬があって初めて、広汎性発達障害の問題解決に取り組めることがある。

広汎性発達障害を持つ人を診るときには、広汎性発達障害だけを診ているのでは不十分なのだ。ちょっと考えれば当たり前のことのようだが、この当たり前のことが意外と忘れられていることが多いと思う。

「働く」ために必要な支援とは何か

最近では、成人にも広汎性発達障害の人が多いということが知られるようになり、私の病院でも成人の方の診断希望が増えてきた。その目的のひとつが就労支援である。

大学は卒業できそうだが就職が決まらない、大学を卒業したものの就職が決まらない、就職しても仕事ができない、職場での対人関係がうまくいかなくて退職した、休職中にリワークプログラムを受けたものの復職できない等々……、もし障害があるのなら、それを踏まえて就労につなげたいという思いを持って受診される。

二〇〇五年四月から発達障害者支援法が施行され、発達障害の支援の体制らしきものはできつつあるが、それが実際に有効な支援につながるかというと、まだなかなか難しいのが現状だ。

教育での支援の実働部隊は、もともと子どもの育成を考えるプロである教師だ。まっとうな教師ならば、発達障害のことを知らないとしても子どものことはよく知っている。そうした意味では、特別支援教育は今までの指導に発達障害の視点を加えて考える、いわば応用問題みたいなものである。

しかし就労支援では、教育現場のように支援者が随時現場にいるわけではない。ジョブコーチという現場での支援者がいるが、毎日一緒にいるわけではないし、ときにはジョブコーチがかなり不慣れな場合もある。ジョブコーチの資質の向上も、今後のひとつの課題だろう。

就労支援を求める当事者のなかには、自分では解決できないが、自分の問題をよく知っている人もいる。

ある人は、自分の苦手なところと、どういう点を支援してほしいかという要望を、就労先と支援センターに提出した。しかし、悲しいかな支援者側がそれを理解できなかった。その人の提出したレポートは感心するほどうまくまとめてあったのだが、それが実際の支援にはまったく活かされなかったのだ。

このように自分で明確に要望を伝えることのできる人の支援がうまくいかないのだから、ほかのケースではもっと難しいのではないだろうか。

もちろんこのケースでも支援者側が怠慢だったわけではない。発達障害の理解ができていないのに、発達障害の支援をしているつもりになっていることが問題の原因なのだ。発達障害を持つ人は、思いもよらないところでつまずいている。支援者がそれに気づき、真摯に取り組むことから、生きた支援がはじまるのである。

ここで、生きた支援のひとつのケースを紹介したい。

広汎性発達障害を持つ人で、名の知れた大学を出たあと、中古車販売の会社でクルマを洗う仕事をしている人がいる。彼は、最初はクルマをうまく洗うことができなかった。力の入れ方がわからず、そこまでしなくてもというほど力を入れて磨くため、一部分を洗うだけですぐにヘトヘトになってしまう。当然、洗い方にムラが出るため、注意を受ける。また、車種がちょっと違うだけで途方に暮れてしまって、洗えない。本人にとっては、この「ちょっと違う」が軽自動車とトラックぐらいの差なのだそうだ。

彼は自分のハンディキャップを頭では理解しているのだが、理解していても現場ではうまくできない。それが障害の特徴でもあるのだが、それでまた気分が落ち込んでしまう。ところが、仕事に失敗して落ち込んだ直後でも、何かの拍子に趣味の電車の話になると止まらなくなる。それもやや興奮気味に話すものだから、周りの人たちは先ほどの失敗を本当に反省しているのだろうかと、少し腹立たしく感じてしまうことさえある。

それでも、仕事内容に関する現場での細やかな指導や、職場での対人関係のサポートといった具体的な支援で、彼は就労を継続できている。

彼の就労を支援している人たちは、フットワークが軽く、職場での問題を相談するために病院にも何度も足を運んでくれた。障害者年金の診断書づくりのために、日常生活の様子をまとめてくれたりもした。私もそこの方々に任せれば安心だと思っている。そういうきめ細やかな支援ができる支援者と職場が、これからますます増えてゆくことを強く願いたい。

就労支援では、発達障害を持つ人の個々のハンディキャップをきちんととらえて対応できる実働部隊が必要である。就労相談の窓口や職業訓練プログラムをいくら充実させても、最前線での支援がなければ、実際の就労にはつながらないのが現実なのだ。

広汎性発達障害を「裁く」人たちへ

私が広汎性発達障害に深くかかわるきっかけとなった、ある難題がある。それは、「どうすれば広汎性発達障害を持つ少年の非行および再非行を防止できるか」だ。

家庭裁判所医務室技官としての職責を果たすために勉強していたら、いつの間にか広汎性発達障害の専門家と言われるようになってしまったのだが、そもそものきっかけとなった最初の問いには、いまだに解答できていない。だからあまり偉そうに言えた義理ではないのだが、それでも司法は発達障害の対応に後れをとっていると言わざるを得ない。

広汎性発達障害を持つ人の再犯防止や責任能力の問題の解決のための第一歩は、まず犯罪事実をきちんととらえることである。この問題は第七章に詳しく述べているのでここでは割愛するが、広汎性発達障害の特性から考えなければ、この難問は絶対に解けない。

最近では、検察官が「事実」を自分たちに都合のいいようにつくり上げる、いわゆる検察ストーリーというものがあることは、一般の人にも知られるようになってきた。それでは裁判官はどうだろうか。裁判は証拠に基づき行われるので、一見すると公正のように思える。しかし、ある証拠を証拠として採用するかどうかは、裁判官の考え方次第なのである。もちろん意識的に不公平にするような裁判官は少数だろうが、裁判官といっても人の子なので、すべてお見通しというわけにはいかない。何か確からしいものにすがりたい気持ちはわかる。

検察ストーリーは、事実はどうであれ、法律のなかではうまく辻褄を合わせているので、裁判官は検察ストーリーにのれば楽である。そのストーリーに合わなければ、加害者側に有利な証拠を過小評価するか無視することができる。あってはならないことだが、このようにして、あってはならない冤罪が起こる。

「事実（factum）」というのは、本来は神によってなされたことを意味するようだが、裁判での「事実」は裁判官によって認識されたことである。したがって、裁判での事実には本来の事実とは違う「虚構の事実」の可能性がつきまとう。さらに、裁判官の認識はおのずと定型発達が基準になるので、発達障害を持つ人の事件では、さらに「虚構の事実」の可能性が高まる。発達障害を持つ人の事件を定型発達的な解釈でとらえれば、必ず虚構のストーリーができ上がるといっても過言ではないだろう。

とりあえず、発達障害のことに耳を傾けるだけでもしてほしいが、まったく聞く耳を持たない裁判官もいる。発達障害を持つ被告人にとって、裁判官の当たり外れというのが非常に大きいのが現実だ。これが公正な司法なのだろうかといつも思う。

被告人を弁護するほうも、心神耗弱で減刑を勝ち取るための法廷戦略だけで、発達障害を持ち出さないでほしい。少年事件はいうまでもなく、成人の犯罪でも、再び罪を犯さないようにすることこそが、肝心なのだから。

司法は、発達障害に関連する触法行為を止める最後の砦ともいえる。砦として有効に働くためには、本当は何が起こったのかということを、定型発達の見方に縛られた「従来の司法の常識」から離れて見る目が、必要なのではないだろうか。

「社会」がもっとできること

発達障害者支援法によって、発達障害のハンディキャップを持つ人を社会で支えていこうという方向性が示されたことは大きい。あとは中身だ。司法の後れを指摘したところだが、もうひとつの重大な後れは医療である。

今は、医療界全体の医師不足が社会問題化している。地方の医師不足が深刻な問題になっていることは、世間でもよく知られていると思うが、発達障害を診る医師が不足しているのも、負けず劣らず深刻な問題だと思う。診察を受けるまで六カ月待ちもめずらしくなく、二年ほど待たされる場合もある。子どもの成長のスピードを考えると、本当にひどい話だ。

病気は早期発見、早期治療が大切だが、それは発達障害も例外ではない。だいたい病院に行こうと思うときは、できるだけ早くなんとかしてほしいときで、六カ月も待たされては状態はずいぶん悪化してしまう。いくら人手不足といえども、二年待ちは論外だ。

私は私立の総合病院に勤務する普通の精神科医である。病院での標榜は児童精神科ではなく神経精神科で、二週間に一度は特別養護老人ホームに診察に行く。

もともと年齢を限定せずに患者さんを診ていたら、あの先生は子どもも診てくれるというので子どもの診察が増えてきた。老人保健施設がどんどんできていた時代は、お年寄りをよく診てくれる先生と言われていたが、気がつけば児童精神科医と呼ばれるようになっていた。おまけに発達障害の専門医ということで、いろいろなところから紹介されて患者さんが診察を受けにくるようになった。

そもそも発達障害の専門医というのは存在しないのだけれど、これだけ診ていたら専門医と言われても仕方ないのかもしれない。

子どもの発達障害は、精神科では主に児童精神科医が診ることになる。しかし実は、大学には児童精神科医を育てるための独立した講座がない。たとえると、内科だけあって小児科がないのと同じ状況である。

子どもを診るためにはいろいろと勉強しなければならないのだが、大学でまとめて学べる環境がない（教えることのできる専門医もきわめて少数である）ため、勉強の効率がたいへん悪い。現状では個々の医師が苦労して業を磨いていかないといけないので、社会の要請を満たすだけの児童精神科医を確保するには無理がある。やはり、児童精神科医を育てるためのシステムの確立が必要だ。これは数の確保だけでなく、質の確保としても重要だと思う。

成人の発達障害は、成人を診る精神科医に頑張ってもらうのが現実的だろう。成人を診る精神科医は、児童精神科医より圧倒的に多いので、それだけに優秀な人も多い。患者さんが発達障害を持っているかどうかに気づくセンスを備えている人は多く、あともう一歩頑張って発達障害を理解してもらえると治療につながる。

ただ、発達障害の診察には時間がかかるので、かかわりに躊躇している先生方もいるのではないだろうか。国には、診療報酬上で優遇するなどの誘導も考えてもらいたいと思う。

おわりに　――事件のあとに考えてきたこと――

二〇〇六年六月二〇日、奈良県田原本町の医師宅が放火され、母子三人が死亡した。同月二二日、奈良県警は高校一年（当時）の長男を現住建造物等放火の疑いで緊急逮捕。私は裁判所からこの少年の精神鑑定を命ぜられ、精神鑑定を行った。そして、その鑑定資料をジャーナリストに見せたことで、秘密漏示という罪で有罪判決を受けることになったのである。

私は一九九九年から、検察の家宅捜査を受ける二〇〇七年九月一四日まで、大津家庭裁判所に医務室技官として非常勤で勤務していた。

医務室技官の仕事は、家庭裁判所の事件において医学的見地から助言を与えることだ。家庭裁判所の医務室技官制度は、調査官制度とともに戦後すぐにできた制度だが、あまり世間には知られていないのではないだろうか。ちなみに、戦後の混乱期は産婦人科医がその任を担うことが多かったようである。その後、時代の変化とともに精神科医が就任することが多くなったが、近年は精神科医不足のため、内科医が勤務しているところも少なくない。

家庭裁判所の事件は、大きく分けると離婚調停などの家事事件と少年事件がある。私は、医務室技官に着任して少年事件に向き合うようになると、すぐに広汎性発達障害の問題に取り組まざるを得なくなった。ただし、当時の非行理解には、発達障害の観点はほとんどなかったといっていい。また少年事件の事件数に比して、鑑定数がきわめて少ない状況でもあった。このことは、個々の少年事件の事実がきちんととらえられていない可能性を示唆していた。

当時の私は、まずは従来の非行理解の枠に縛られず、少年事件をきちんととらえようと考えていた。とくに広汎性発達障害がかかわる事件をどう理解したらいいのかを考察し続け、自分勝手な解釈に陥らないように、考えたことはできるだけ学会でも発表するようにした。

そうしている間にも、広汎性発達障害を持つ人の非行や犯罪などの報道が、社会のなかで目立つようになってきた。しかし当時、私が耳にする裁判所の判断は、広汎性発達障害の理解に欠くものばかりであった。残念なことにその状況は、現在でもほとんど変わっていないのではないだろうか。

そして、もうひとつ大きな問題があった。それは報道の在り方だ。

新聞やテレビの犯罪報道のおもな情報源は、捜査機関からのリークだ。問い詰める側からの情報によって多くの犯罪報道が成り立っているのだから、それを見聞きした世間の人々が、ずいぶんひどいことをする人がいるものだと思ってしまうのも当然である。

冒頭に述べた、私が深くかかわった奈良の少年事件の報道も、まさしくそうだった。

放火して結果的に人が亡くなることと、殺そうという意図で放火することとが、大きく違うことは誰にでも理解の及ぶことだと思われる。しかし、この事件は当初、少年の「放火殺人事件」と報道された。そうすると世間の人々は、少年が放火して人を殺した事件なのだと認識する。つまり、〝少年が殺す意図を持っていた〟ことが前提になってしまったのだ。

放火したために、不幸にも三人の家族を死亡させてしまった少年は、「放火殺人」というひと言で、人々に三人の家族を殺意を持って殺したモンスターだと思われてしまった。世間は不安をかきたてられ〝モンスターは血祭りにあげてしまえ〟という感情が湧き起こったとしても不思議ではない。

実際、引きこもりの末、追い詰められて家族を死亡させた事件（大阪、二〇一一年）の被告人男性に対する裁判員裁判がそうであった。

一審の裁判官は（おそらく裁判員の意見を反映し）、社会防衛の意味で「できる限り長期に服役すべし」と判断し、検察の求刑を上回る判決を下して世間の強い非難を浴びたことは記憶に新しい。奈良の事件も同様であり、当時は少年の家族をも標的とした、ひどい記事が溢れていた。

報道で怖いのは、あとで間違いだとわかっても、最初の報道の印象が強く残ることだ。痴漢冤罪がいい例だろう。のちにやっていないことがわかっても、「やっぱりやったのではないか」などと誹謗中傷されたり、社会復帰に支障をきたしたりすることもあるという。

少年に対するいわれのない悪印象は最初に正しておかないと、彼の一生に悪影響を及ぼすことは明らかだった。そして、世間に間違った印象を持たれないようにするためには、捜査当局から出る情報とは別の、正しい情報を伝えることが必要だった。

私は、彼の少年審判に影響を与えることがないよう配慮し、審判後のできるだけ早い時期の週刊誌において、正しい情報を伝えることにした。そして少し時間をおいて、月刊誌でも情報を補足するかたちをとった。この週刊誌と月刊誌の記事は、編集者と私とが意見を交換しながらつくり上げたものである。

このことに関しては、秘密漏示の罪には問われていない。

私が罪に問われたのは、その後、私の知らぬところで書かれた本についてだった。最後まで責任を持ってつくった出版物では訴えられなくて、まったく知らないうちにつくられた出版物について責任を問われるという、まったくもって不思議な構図で、私の裁判ははじまったのだ。

二〇一二年二月、最高裁で上告が棄却された。五年の歳月を費やし裁判を闘ったが、最初から最後まで釈然としない裁判だった。

この裁判で私は秘密漏示罪という罪に問われた。実はこの罪名は、過去に判例のない罪名である。私は裁判所に判例が存在しないという、きわめて特殊な罪に問われたのだ。

秘密漏示罪というのは親告罪にあたる。つまり、被害者が告訴しなければ捜査に着手できない。だから私は、告訴人である父親と少年の意思を改めて確認したかったのだが、裁判でそのことが明らかにされることはなく、本当に本人たちの意思による告訴なのか、という疑念は最後まで拭えなかった。

そもそも少年が少年院で問題の本をあらかじめ読めるはずもないのに、なぜ私を訴えることができたのだろうかと不思議に思う。また、取り調べの際に担当検事から、「少年は怒っている」という話を聞かされたので、少年の本心や告訴に至った経緯を知りたかったのだが、裁判ではまったく触れられなかった。

判決文も想像だにしないものだった。たとえば最高裁は、二〇〇〇年以上も前のギリシャの文献をひっぱり出してきて、有罪の根拠の一部とした。何度その判決文を読み返してみても、やはり得心のゆくものではないし、何より司法の最高機関である最高裁であっても、子どもの精神保健を真に理解することはできないのだと感じさせられた。それだけにとどまらず、今回の判決のように、言論の自由や報道の意義まで簡単に一刀両断するのをみると、はたしてわが国は本当に大丈夫なのかと背筋が寒くなる思いがする。

私の外来には、この事件のあとも、学校の先生やスクールカウンセラーをはじめ、各方面の方々からご紹介いただいた患者が診察に訪れている。

とくに事件直後は、紹介すること自体に勇気がいっただろうことは想像に難くない。また、公的機関からもご相談をいただくが、こちらもいろいろなハードルを越えてのことだと思う。はたして自分がどれだけ役に立っているのだろうか、と考えてしまうこともあるが、本当に有難いことだと思っている。

事件のあと、日々考えさせられるのが、やはり「言論の自由」についてだ。

今でこそ検察の怪しさが表沙汰になってきているが、事件当時は、世間ではまだまだ検察のいうことが正しいと思われていた。

先にも述べたが、事件報道は警察や検察の捜査情報のリークで成り立っている。捜査当局のストーリーに従って、捜査当局に都合のいい情報が計画的に流されていく。もともとの情報が制限されているので、新聞・テレビなどの大手マスコミはおのずと同じ内容になり、世間はそれが真実だと思い込む。それが検察の「風を吹かす」ということだろう。

裁判官も人の子だから、それなりに〝風〟の影響を受ける。私の事件のもとになった少年事件では、「少年は母親と兄弟を殺した怪物」という〝風〟が吹いていた。真実を明らかにするためには、まずこの間違った〝風〟を止めなければならなかった。

それから、もっと大切なことは、この〝風〟は、少年が社会に戻るときに絶対に更生の妨げになるということだった。少年法の目的は、少年を健全に社会に戻すことにあるので、この〝風〟を止めることは、関係者すべてに課せられた責務であったのだ。

もうひとつ私が心配していたことがある。それは「広汎性発達障害」が持つ、障害自体のイメージだ。

新聞などの犯罪報道では、被疑者が広汎性発達障害を持っていた場合、そのことも報道されるようになっていた。そのため、広汎性発達障害にどことなく犯罪のイメージがつきまとうような空気も感じられるようになっていたと思う。こうしたイメージがつきまとうと、司法判断への悪影響も懸念される。そして何より、この障害の診断を受けた人が、社会のなかで生きづらくなることが問題だった。

だからこそ、悪いイメージがつく前になんとかしなければいけない。広汎性発達障害を持つ人の犯罪報道を聞くたびに、私はそのタイムリミットをひしひしと感じていた。

専門家集団である医師は、社会に対して貢献する義務がある。私は犯罪と広汎性発達障害の双方にかかわる立場であったため、広汎性発達障害に対する悪いイメージの〝風〟を止め、障害を正しく知ってもらう努力をする医師としての義務を負っていた。

私にはあのとき、少年と広汎性発達障害そのものへ吹いていた、ふたつの〝風〟を止める必要があった。そして「風を止める」、その大事な基礎が、言論の自由だと思う。私の事件が、そして本書が、広汎性発達障害の間違ったイメージの払拭に、いくらかでも貢献できていれば有難いことである。

二〇一三年六月吉日

崎濱　盛三

著者プロフィール
崎濱盛三［さきはま・もりみつ］
精神科医。京都大学医学部卒業後、京大病院精神神経科に入局。
その後舞鶴市民病院内科などを経て、2006年から洛和会音羽病院神経精神科に勤務。長年、児童精神医学、発達障害の研究に取り組み、少年事件への造詣も深い。1999年から2007年まで、大津家庭裁判所の医務室技官に非常勤で勤務。裁判所の依頼で、精神障害の関与が疑われる事件などで被告人の精神鑑定を行うほか、医学的見地から裁判官らに助言などを行ってきた。
2006年、奈良県に住む少年が自宅に放火、家族が死亡した事件で鑑定医を務めるが、翌2007年、この少年の更生を妨げるゆがんだ報道を正すために行った情報開示をめぐり、秘密漏示罪に問われ有罪判決を受ける。
最高裁まで争うが、2012年に上告が棄却される。
現在は、洛和会音羽病院神経精神科副部長として、日々臨床を行いながら、児童福祉施設や老人ホームなどへも出向き、診察を行っている。

構成　野津山美久（ブエノ）

本文DTP　NOAH

ブックデザイン　マツダオフィス（松田行正＋日向麻梨子）

発達障害からの挑戦状
正しい理解のために今こそ伝えたいこと

2013年7月2日　第1版第1刷発行

著者 — 崎濱盛三
発行者 — 玉越直人
発行所 — WAVE出版
〒102-0074　東京都千代田区九段南4-7-15
TEL 03-3261-3713　FAX 03-3261-3823
振替 00100-7-366376
E-mail: info@wave-publishers.co.jp
http://www.wave-publishers.co.jp

印刷・製本 — モリモト印刷

ISBN978-4-87290-612-7
NDC914 191p 19cm